中医食养

产后这样吃

主编
张琼
陈晓蓉
周琦

上海市食疗研究会＼组编

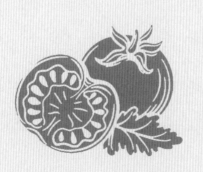

 上海科学技术出版社

图书在版编目（ＣＩＰ）数据

中医食养：产后这样吃 / 张琼，陈晓蓉，周琦主编；
上海市食疗研究会组编. -- 上海：上海科学技术出版社，
2024.7
ISBN 978-7-5478-6650-4

Ⅰ．①中… Ⅱ．①张… ②陈… ③周… ④上… Ⅲ.
①产褥期－妇幼保健 Ⅳ．①R714.6

中国国家版本馆CIP数据核字(2024)第099900号

中医食养：产后这样吃

上海市食疗研究会　组编

主　编　张　琼　陈晓蓉　周　琦

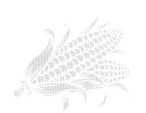

上海世纪出版(集团)有限公司
上海科学技术出版社　出版、发行
（上海市闵行区号景路159弄A座9F-10F）
邮政编码201101　　　www.sstp.cn
上海光扬印务有限公司印刷
开本 787×1092　1/16　印张 9.75
字数 120千字
2024年7月第1版　2024年7月第1次印刷
ISBN 978-7-5478-6650-4 / R·3024
定价：98.00元

内容提要

本书围绕产后怎么吃展开，侧重于介绍产后食疗方法。本书分为总论、月子餐、产后康复调理食谱、产后病食谱四篇。第一篇对食疗与产后食疗进行了概述，介绍了食疗缘起与食疗的基本原则，对产后食疗的历代文献记载进行了梳理与介绍。同时介绍了产后常用食物营养功效与常用药食两用中药。第二篇介绍了产后第一周至第六周的正常月子餐。第三篇对产后的一些亚健康状态，如体质虚弱、肥胖、黄褐斑、脱发的饮食调养进行了建议与阐述。第四篇重点介绍了产后病的食谱。

本书以产后怎么吃为重点内容，让中医爱好者、月子中心从业者、产科医生、助产士和中医妇科医生在各自角度有所受益，也以通俗易懂、易学、易做的风格为普通读者提供产后膳食的帮助。书中还以食疗散记的形式介绍了一些关于食物的典故、趣味小故事等，颇具海派食疗风格。

编委会名单

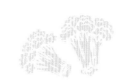

组编

上海市食疗研究会

主编

张 琼 陈晓蓉 周 琦

副主编

张庆英 蒋国静 张保华

时 佳 赵蕴芝 李俊箐

编 委（以姓氏笔画为序）

史雪婷 李程蕾 杨天芸

吴建辉 汪 蓓 宋丽娜

张 欣 周一辰 唐 炜

唐丹艺 董丽君 董静静

文学编辑

马毓俊

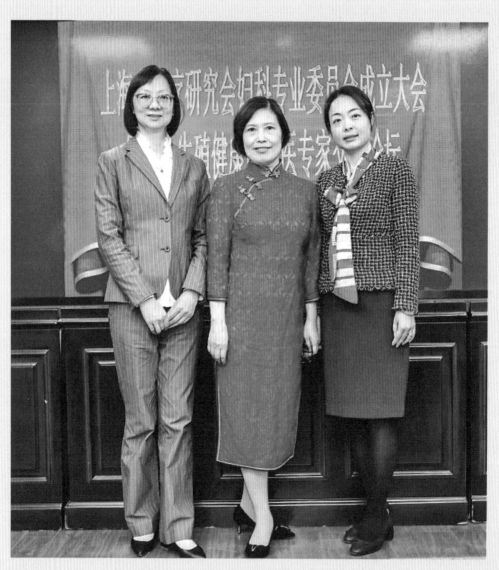

主编合影：从左至右分别为陈晓蓉、张琼、周琦

主编简介

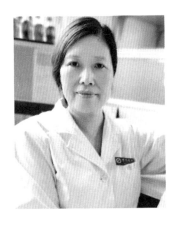

张 琼

　　上海中医药大学附属曙光医院妇产科主任医师、硕士研究生导师，任上海市食疗研究会妇产科专业委员会主任委员、世界中医药学会联合会产后康养专业委员会常务理事、世界中医药学会联合会生殖医学专业委员会理事、世界中医药学会联合会妇科专业委员会第四届理事会理事、上海市中医药学会妇科分会常务委员。

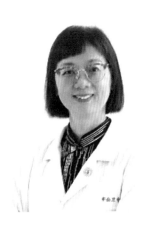

陈晓蓉

　　上海市公共卫生临床中心中医科主任，专业技术二级，硕士研究生导师，为上海市中医药领军人才、国家中医药管理局重点学科带头人，任中华中医药学会肝胆病分会副秘书长、上海市食疗研究会理事长、上海市中西医结合学会传染病专业委员会主任委员、上海市中西医结合学会肝病专业委员会副主任委员、上海市新冠肺炎救治专家组成员、上海市中医药学会肝病分会和感染病分会副主任委员。参与国家"十一五""十二五""十三五"科技重大专项科研项目 5 项，主持市、局级科研课题 15 项。发表学术论文 60 余篇，其中 SCI 论文 13 篇，主编专著 2 部，参编 8 部。获中华中医药学会科学技术奖二等奖（第二负责人）、上海市中医药学会科学技术奖二等奖（第一负责人）、科学技术普及奖一等奖（第六负责人）、中国中西医结合学会科学技术奖三等奖。荣获全国"五一巾帼奖"、上海市"三八红旗手"、第三届女医师"医树奖"等荣誉称号。

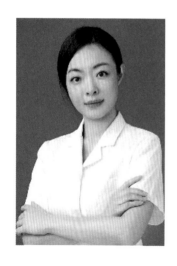

周 琦

上海市杨浦区中医医院妇科主任，师承全国名老中医药专家学术经验继承工作指导老师李祥云教授、海派中医蔡氏妇科代表性传承人黄素英教授，为第六批全国老中医药专家学术经验继承人，蔡氏妇科第九代传承人。任上海市食疗研究会妇科专业委员会副主任委员、世界中医药学会联合会妇科专业委员会委员、上海市中医药学会妇科分会委员、中国中西医结合学会妇产科专业委员会委员、中国中医药研究促进会妇科流派分会委员。主持参与课题 10 项，发表论文 10 余篇，主编及参编著作 5 部。

序　言

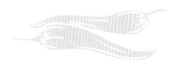

　　食疗，又称食治，是在中医理论指导下，利用食物的特性、调节机体功能、达到健康或防病治病的一种养生方式。古人很早就认识到食物不仅有营养作用，还有对疾病的预防治疗作用。如《素问·藏气法时论》云"毒药攻邪，五谷为养，五果为助，五畜为益，五菜为充"。张仲景治疗外感疾病服桂枝汤后"啜热稀粥一升余，以助药力"。孙思邈在《备急千金要方》中提出："为医者，当晓病源，知其所犯，以食治之，食疗不愈，然后命药。"张锡纯《医学衷中参西录》中亦云："（食物）病人服之，不但疗病，并可充饥。"均体现了"以人为本""药食同源"的健康模式。唐代孟诜的《食疗本草》、南唐陈士良《食性本草》系统记载了食物药用及药膳方。宋代《圣济总录》专设"食治"一门，介绍各种疾病的食疗方法。宋代陈直的《养老奉亲书》，专门论述了老年人食疗保健的重要作用。元代饮膳太医忽思慧编撰的《饮膳正要》，是我国第一部营养专著。该书继承了历代本草著作与名医经验中的食疗成就，汲取当时民间的烹饪技术与食疗经验，博采各民族食疗信息，以食疗食养为主线，重视食疗在养生中的作用。明代李时珍《本草纲目》收录谷物、蔬菜、水果类药物300余种，动物类药物400余种，均可供食疗使用。由此可见，我国的饮食文化、食疗文化源远流长，蔚为大观，值得深入挖掘，并加以利用。

　　中医不论在治疗妇科疾病方面，还是在"治未病"以及疑难杂证方面，均起到协同、核心的作用，有较大的特色与优势。食疗更是中医治疗方法的重要组成部分。比如《金匮要略·妇人产后病脉证治》中有经典的食疗方——当归生姜羊肉汤，用以治疗妇人产后血虚有寒腹痛。《备急千金要方》中用羊肉汤，对"产后七日内，恶血未尽"的情况进行调养。还有民间单方验方，常见痛经喝"红糖生姜水"，产后康复食用"艾叶煮鸡蛋"，艾叶水泡脚治下肢关节寒冷酸痛。此外，在预防疾病方面，食疗也有积极作用，如大蒜、马齿苋预防腹泻，紫苏叶治疗感冒、解鱼蟹之毒，乌鲤鱼豆腐治疗妊娠水肿。很多食疗验方通过现代医学的研究都有相关依据，如香蕉内含大量维生素 B_6，可改善睡眠、稳定情绪，含钙多的食物如小白菜、豆制品、蛋、坚果等可减少宫颈癌、卵巢癌的发病率。

《素问·五常政大论》云："谷肉果菜，食养尽之，无使过之，伤其正也。"食疗养生也得合理适度。中医以五味代表各种食物的特征，营养摄取不能有偏，膳食的粗细、荤素搭配要均衡。偏食辛辣、煎炒、油腻、肉食，都对健康不利。食用含饱和脂肪酸过多的动物性膳食，会增高血中胆固醇的含量，导致动脉粥样硬化，诱发心脑血管疾病。过食生冷，易损伤脾胃，引起腹痛腹泻、月经不调。嗜食辛温燥热，则易肠胃积热、伤阴劫液，导致口渴咽干，便秘尿赤。

中医秉承"天人合一"理念，强调人与自然是相互联系的统一体，保健养生也需要与天地相参，与日月相应，与四时相合。春天太燥，吃点清淡的；夏天暑湿，吃点冬瓜、薏苡仁以祛湿。不同季节，用不同的养生方法，这既是知识也是文化，更是一种健康雅趣的生活方式。

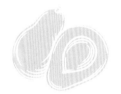

李祥云

2024年3月

前　言

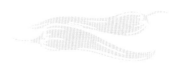

　　中华饮食文化，博大精深，源远流长，在世界上享有很高的声誉。

　　古语有言，民以食为天。一日三餐一开始只为人们生长发育和健康生存提供各种营养物质，解决人体最基本的生理需求。随着社会的进步，烹饪技艺的完善，菜式越来越丰富，潜能空间不断拓展。在阴阳五行哲学思想、儒家伦理道德观念、中医养生学说等诸多因素影响下，从"食不厌精，脍不厌细"，到亲友离合，送往迎来，触摸生活，梳理情感。在烹鱼灼鲜、嚼腥啖膻、杯觥交错、酬酢自如的欢声笑语中，中国饮食文化形式与内容完美统一，展现了"色、香、味"俱全，"滋、养、补"兼备的审美风尚和价值取向。中国饮食文化从不同视角诠释着中华文明的发展，传承着民族精神的基因，以带有生命力和温度感的艺术创新，折射出不同时代的生存方式和民生领域追逐梦想，祈祷"饮德食和、万邦同乐"的文化内涵以及"夫礼之初，始诸饮食"的精神空间。

　　《周易·象》："云上于天，需，君子以饮食宴乐。"《晏氏春秋》："和如羹焉。水火醯醢盐梅，以烹鱼肉，燀之以薪，宰夫和之，齐之以味。"《随园食单》："凡事不可苟且，而于饮食尤甚。"史前先民，燧人氏钻木取火，人类进入石烹熟食时代。伏羲氏结网捕鱼，养牲畜以充庖厨。神农氏制耒耜以稼穑、用陶鬲以煮酒。《黄帝内经》指出"治病必求其本，药以祛之，食以随之"的经典理论，强调病除之后食养的必要性。日照"太公望红焖鸡"（草药焖鸡），以食物防病治病，促进病体康复，开中医"食疗"先河。春秋齐桓公传承太公望"药膳"餐饮，取鸡内杂与香草药料同煮，创卤煮鸡杂，食后令人精神振奋。经千年传承，至今仍为山东省日照市传统养生美食之一。在历代医家不懈的努力下，我国现存，也是世界上最早的食疗专著《食疗本草》在唐代面世，作为孙思邈的真传弟子，被誉为"世界食疗学鼻祖"的唐代医药学家孟诜，不仅集古代食疗之大成，详尽著录了食疗功效、食药禁忌，提出因时、因地、饮食忌宜变化的营养学观念，还收录了很多简便实用的食疗方式方法，使民间验方得以广泛流传。

　　食物疗法和药物疗法有较大区别，药物专为治病而设，针对性强，适应范围局限，辨证施治，直达病所。"虚者补之""实者泻之""热者寒之""寒者热之"，有君臣佐使，配伍禁忌。食物疗法，寓疗于食，除了保健养身、防治疾病，还能给人以感官、精神上的享受，起到"有病治病，无病强身"的目的。食疗的适应范围较为广泛，张锡纯所著《医学衷中参西录》："（食物）病人服之，不但疗病，并可充饥；不但充饥，更可适口，用之对症，病自渐愈，即不对症，亦无他患。"即按照患者的口味习惯，选择有针对性的食物，通过一定的搭配，运用传统的烹调技术，结合现代食品工艺流程，制作成味美色艳、醒脾开胃的佳肴，寓治疗于营养和美味之中。这些食物可以长期运用，对于妇女儿童、体质虚弱以及亚健康的人群调理尤为适宜。特别是产妇十月怀胎，一朝分娩，由于临产努气劳乏、体力消耗，分娩时产创出血，手术戕伐，致使元气受损，阴血骤失，体力亏耗，百脉空虚，亟补充营养，恢复体力，以促进产后哺乳、预防产褥期虚损性疾病发生等健康身体功能。本书即以此为切入点，从产后妇女体质特征出发，既要求在产后饮食上尽可能做到多样化，荤素食、主副食、正餐与零食之间合理搭配，确保各种蛋白质、脂肪、糖、维生素、矿物质、纤维素等营养素的摄入，又当"不欲极饥而食，食不可过饱；不欲极渴而饮，饮不可过多；饱食过多，则结积聚；渴饮过多，则成痰癖"（孙思邈《备急千金要方》）。在此基础上，如有呕吐、盗汗、身痛、泄泻等体征出现，建议利用食物（谷肉果蔬）营养性味上的特性，进行辅助调理。必要时也可把药物和食物合理配伍，取药物之性、留食品之味，制成具有保健治疗作用的营养食品，食借药威，药助食性，相得益彰，相辅相成，起到保健强身、促进妇女产褥期身心健康的目的。

习近平总书记指出，"中医药学是中国古代科学的瑰宝，也是打开中华文明宝库的钥匙。"中医药学根植于中国传统文化、应用辨证论治的方法诊疗疾病，能够提升人体免疫力，在重大疾病治疗中体现协同作用，正赢得世界各国越来越多的认可。本书既具有临床专业性、科学性，又有趣味性、可读性；既饱含科普知识，又富含文化韵味，体现出一种健康雅超的生活方式。本书可供营养学、妇产科从业人员阅读参考，也作为科普读物，供广大中医学、食疗药膳爱好者实践体验，有助于提升人们的健康理念，努力实现中医健康养生文化的创造性转化与创新性发展，为建设健康中国，实现中华民族伟大复兴的中国梦贡献力量。

本书承第五、第六批全国老中医药专家学术经验继承工作指导老师李祥云教授指教赐序，在此一并致谢。

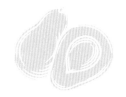

编者

2023年12月

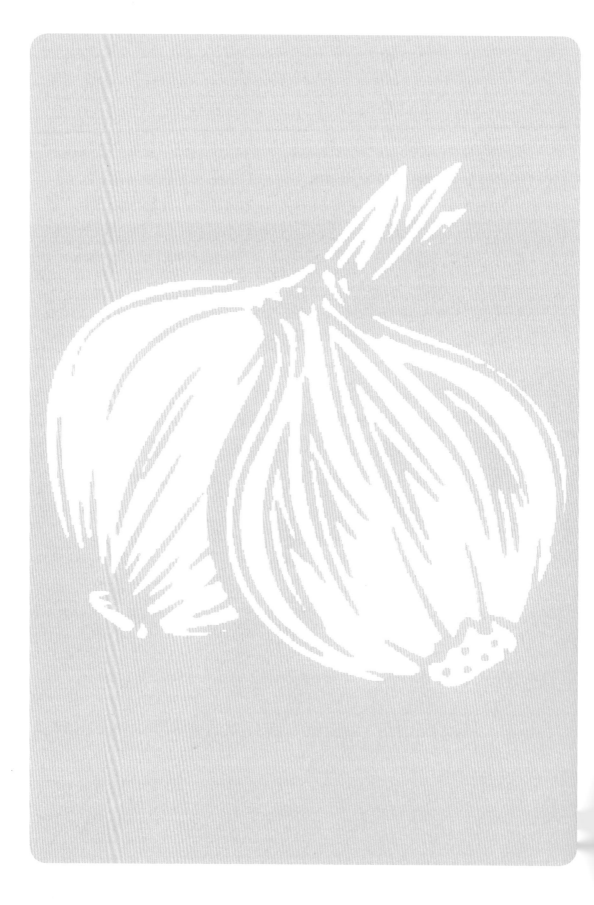

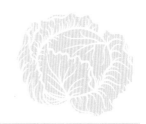

目 录

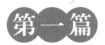

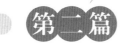

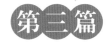

第三篇
产后康复调理食谱

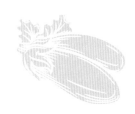

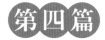

第四篇
产后病食谱

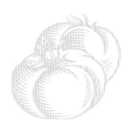

第一篇

总论

食疗概述

一、食疗缘起

食疗养生，起源于中国，是中医药学一个重要组成部分。人类始祖，茹毛饮血，果腹充养，是生物本能。燧人氏钻木取火，炮生为熟；伏羲结网捕鱼，养牲畜以充庖厨。《尚书》有云"若作和羹，惟尔盐梅"，始开饮食文化先河。

中医食疗最早起源于商周时代。《山海经》一书中载有药品 110 余种，这些药品中有不少也是食物。

中医经典《黄帝内经》，为中医食疗打下了坚实的基础。《素问·阴阳应象大论》云："味归形，形归气，气归精，精归化。"《灵枢·五味》云："脾病者，宜食粳米饭、牛肉、枣、葵；心病者，宜食麦、羊肉、杏、薤；肾病者，宜食大豆黄卷、猪肉、粟、藿；肝病者，宜食麻、犬肉、李、韭；肺病者，宜食黄黍、鸡肉、桃、葱。"详细论述了五脏病宜食用的食物。

《神农本草经》中既是食物又是药物的有 50 余种，包括酸枣、葡萄、大枣、海蛤、干姜、海藻、赤小豆等。《伤寒论》中也选用了不少食疗的方剂，如桂枝汤、百合鸡子黄汤、当归生姜羊肉汤、蜜煎导方、猪肺汤等。

唐代，食疗已经有了较大的发展。孙思邈（约 581—682）是唐代杰出的医学家，也是历史上著名的长寿者。这可能和他重视食疗关系密切。在他所著的《备急千金要方》中列有"食治"专篇。其开篇序论即云："人体平和，惟须好将养，勿妄服药，药势偏有所助，令人脏气不平，易受外患。"指出要使人体达到平和健康的状态，就不要随便服药，因为"是药三分毒"。随便服药使人体生理状态失去平衡，而容易感受外邪的侵袭。其后从果实、菜蔬、谷米、鸟兽四个方面列举了食药两用的食材。

孙思邈多次在《备急千金要方》中提到食疗的重要作用，如其云："食能排邪而安脏腑，悦神爽志，以资血气。若能用食平疴，释情遣疾者，可谓良工。"意思就是说，食物能够祛除疾病，使五脏安宁，神清气爽，也有滋养气血的作用。如果能够用食物使心情释怀、治疗疾病的话，就是好的医生。他还说："夫为医者，当须先洞晓病源，知其所犯，以食治之，食疗不愈，然后用药。"就是说作为医生，应该清楚了解疾病的原因，知道疾病所侵犯的脏腑，先用食物来治疗，如果用食物治疗不能起效，再用药物来治疗。

唐高宗武德年间，孙思邈真传弟子孟诜在《备急千金要方·食治》的基础上著《食疗本草》，是世界上现存最早的食疗专著。孟诜是孙思邈的学生，也是唐代与孙思邈齐名的四大名医之一。孟诜早在距今1 600年前，就率先提出食疗因人、因时、因地变化相应的学术思想。还强调了食疗的地域性，对南、北方的不同饮食习惯和食用同一食物的不同疗效作了详细的分析。

《食疗本草》收录有260余种食物品种，是收录唐代食物品种最丰富的一部著作。书中介绍了当时常食的瓜果、蔬菜、米谷、鸟兽、虫鱼及某些加工制品，反映了那个时代的食疗经验及作者自己的食疗心得，如用羊肝、兔肝明目，猪肾补益人肾之虚等。

孟诜指出："春省酸增甘，以养脾气；夏省苦增辛，以养肺气；秋省辛增酸，以养肝气；冬省咸增苦，以养心气；季月各十八日省甘增咸，以养肾气。"省就是"少食"，孟诜的学术观念符合当代健康饮食理念，至今对临床医学、营养学有指导意义。

《饮膳正要》在中医食疗中也是非常重要的一本书。作者忽思慧，是元代蒙古族医学家。他作为皇家饮膳太医，多年来在烹饪技术、营养卫生、饮食保健等方面积累了丰富的经验，撰成了这部我国现存第一部较为系统的营养学专著——《饮膳正要》。其记载了不少食疗方，集中在"聚珍异馔""诸般汤煎""神仙服食"和"食疗诸病"等部分，共237方。这些食疗方大都表明各方的组成和制法、食养食疗的功效、主治病症，既有以肉食为主的羹、汤、粉、面、粥、饼等延年益寿的食物，又有桂、姜、枣等多种药食同源中草药制作的医疗保健汤煎，颇有实用价值。

著名的明代本草《本草纲目》收载药物1 892种，据统计，仅谷、菜、果三部即有300余种；虫、介、禽、兽类有400余种，均为食物治疗内容。"百病主治药"中记述有多种食疗方法，还包括酥、腐乳等经加工制作的食品。

现代含义上的食疗，兼食养与食治为一体，是一套完整的，有理论、有方法的以饮食为主的保健医疗体系。

许多食物同时亦是药物，食物和药物之间并没有明显的界限，甚至有着相同的起源。这就是我们所说的药食同源。近年来，药食同源文化被世人普遍接受和认可，当前国家公布的"药食两用"的中药食材名单就多达108种。这个理念被广泛用于妇产科产后调理。

食物疗法和药物疗法又是有区别的。药物治疗所使用药物，品性刚烈，自古有"是药三分毒"之称。药物为治病而设，适用范围局限，是针对患者祛病防病的医疗手段。用药不慎，如虚证用泻药、实证用补药，或热证用温性的药物、寒证用寒凉性质的药物，不仅不能治疗疾病，反而会使原有的病情加重，甚至恶化。因此用药必须十分审慎。

食物疗法寓疗于食，不仅能起到保健强身、防治疾病的作用，而且还能给人感官、精神上的享受，使人在享受食物美味之际，达到"有病治病，无病强身"的目的。

食物疗法对人体无毒副作用。其利用食物（谷肉果菜）性味方面的偏颇特性，有针对性地用于某些病证的辅助治疗，调整阴阳，补气养血，有益于相关疾病的治疗和患者的身心康复。而且毕竟是日常生活中的普通食品，主要在弥补体能消耗，即便辨证不准确，不会给身体带来损害。食疗运用范围较为广泛，主要针对亚健康人群，其次才是患者。食疗作为药物或其他治疗措施的辅助手段，在剂型、剂量上不像药物那样严格刻板，可以根据患者的口味进行不同方式的烹饪加工，使之色、香、味、形俱全，还可以长期运用，对于慢性疾病的调理治疗尤为适宜。

二、食疗的基本原则

（一）因时施食

中医强调天人相应，《黄帝内经》有"生气通天论"，"生气"指人体的生命动力，"天"指自然界，提示人体的生命活动与自然界有紧密统一的天人相应关系。《灵枢·本神》："智者之养生也，必须适四时而避寒暑，和喜怒而安居处。"

春天阳气生发，人体新陈代谢旺盛，饮食调养宜食辛甘发散之品，如大枣、豆豉、葱、香菜、花生，多食瓜果蔬菜，不妄劳作，起居有常。

立夏以后，气温升高，炎暑将届，饮食调摄须定时定量，不暴饮暴食，减少甜食，限制热量摄入，高血压患者需注意低盐饮食。

夏至至大暑，气候炎热，人的消化功能相对薄弱，要多食杂粮以寒其体，凉食瓜果适可而止，可选芳香化浊、清解湿热之品，水煎代茶，细心调养。

立秋之后，阳气渐收，阳消阴长，肺金当令，金旺克木，主张荤素搭配，全面膳食，多食用芝麻、糯米、山药、大枣、蜂蜜、枇杷、菠萝、乳品等柔润食物，以益胃生津；同时增加鸡、鸭、牛肉、猪肝、鱼、虾等以增强体质。

立冬饮食调养遵循"秋冬养阴""无扰乎阳""虚者补之，寒者温之"，随气候变化调节饮食。元忽思慧《饮膳正要》云："冬气寒，宜食黍，以热性治其寒。"冬天应食用滋阴潜阳、热量较高的膳食，如牛羊肉、乌鸡、鲫鱼、豆浆、牛奶等，多吃新鲜蔬菜，如萝卜、青菜、豆腐、木耳等。

中医认为"春夏养阳""秋冬养阴"，食疗养生要符合春生夏长、秋收冬藏的时序规律。《尚书·大禹谟》云："允执厥中。"意思是诚实地坚持不偏不倚的正道。中医亦讲究执中之法，五行土为中，五脏脾居中，脾为后天之本，脾气散精，滋养四方，人体强弱寿夭皆与脾土盛衰息息相关，食疗养生当以扶养脾气、振奋中元为先。

（二）辨体、辨证施食

辨体施食，就是根据中医四诊（望、闻、问、切）所收集的人体相关信息，进行分析其为何种性质的体质，从而对这种体质确定相应的食疗方法。辨证施食，就是对人体的阴阳气血的病理阶段（证）进行分析，从而制定治疗的方法。先辨体，再辨证。

辨证施治是中医治疗疾病的指导思想，根据中医"虚者补之""实者泻之""热者寒之""寒者热之"的治疗原则，食疗必须根据患者的不同证候，选择标本兼顾、温凉并举、权衡补清、通涩得当的施膳方法。与此同时兼顾个人的体质特点，形体肥胖之人多痰湿，宜用清淡化痰的食品；形体消瘦之人多阴虚血亏津少，宜用滋阴生津的食品。不同体质的主要症状、食疗宜忌见表1。

不同体质的人食疗宜忌如此，水果亦有着不同的性味，对于水果的选择需要根据自己的寒热体质，"辨证食果"，不同水果的性味见表2。

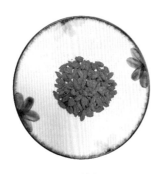

图1 枸杞子

✳ 表1 不同体质的主要症状、食疗宜忌 ✳

体 质	主要症状	宜	忌
寒湿体质	肢体水肿、腹胀便溏、畏寒肢冷、舌质淡苔薄白、脉沉细	蒜、生姜、韭菜、桂皮、银杏、萝卜、丁香、薏苡仁、芋艿、辣椒、胡椒、花椒、蜜橘、黑鱼、鲤鱼	生冷、盐腌食物、油腻、厚味、甜食、不消化食物
湿热体质	心烦易怒、口干口苦、头发油腻、白带色黄、舌质红苔黄腻、脉滑数	丝瓜、冬瓜、萝卜、绿豆、百合、薏苡仁、慈姑、荠菜、木耳、山楂、梨、西瓜、芹菜、苦瓜、海蜇、海带	甘甜、厚味、油腻及温热辛辣之品、动物内脏、肉类、酒类、油煎、烧烤食物
肾虚体质	形体消瘦、面色晦暗、头晕耳鸣、腰膝酸软、性欲淡漠、女子经闭不孕、男子少精不育、舌体瘦色淡、脉沉细	胡桃、黑豆、木耳、枸杞子（图1）、猪骨髓、甲鱼、龟、雀、鸽、鳗鱼、乌贼、鱼、牡蛎、贝类、海参、鲍鱼、蟹、猪肉、牛肉、羊肉、蛋、牛乳、海虾	绿豆、百合、苦瓜、梨、藕、香蕉、蛤蜊
阳虚体质	腰膝冷痛、形寒肢冷、小便清长、夜尿频多、五更泄泻、舌淡苔白、脉细弱	糯米、黑米、枣、甘薯、山药、芡实、麦芽糖、龙眼、银杏、胡桃、韭菜、蒜、姜、辣椒、桂皮、荔枝、菠萝、杏、桃、樱桃、杨梅、红糖、牛肉、羊肉、牛乳、狗肉、雀、海虾、鸡、鹿、鳗鱼	绿豆、百合、苦瓜、甲鱼、梨、藕、香蕉、柿子、栗、蟹、冷饮、过分油腻食物
气滞血瘀体质	抑郁不舒、喜叹息、嗳气、胸腹胀痛、乳房刺痛、舌唇紫暗、舌质紫黯、脉弦涩	萝卜、蜜柑、蒜、姜、茴香、桂皮、丁香、茉莉花、山楂、桃仁、韭菜、绍兴酒、柠檬、黑砂糖、洋葱	甘薯、芋艿、蚕豆、栗、甜食等容易引起腹部胀气的食物，柿子、蟹等寒性食品。冷饮有收缩血管的作用，影响血液循环，不宜多用
阴虚体质	五心烦热、咽干口燥、失眠盗汗、腰膝酸痛、小便短赤、大便干结、舌质红、脉细数	百合、藕、莲子、枸杞、番茄、绿豆、木耳、香菇、枇杷、梨、椰子、甘蔗、绿茶、柠檬、橙子、香蕉、蜂蜜、菊花、芹菜、丝瓜、甲鱼、牡蛎、荸荠、鸭、鸽、燕窝、龟、牛乳、贝类、蚌肉、海蜇、乌贼骨（海螵蛸）、银鱼、青鱼、鳗鱼	蒜、姜、八角茴香、辣椒、韭菜、动物内脏、狗肉、羊肉、雀肉、酒类、咖啡、红茶等辛辣、热性及熏烤油煎等食物

✳ 表2　水果性味表 ✳

性　　味	水　　果
甘、温	樱桃、桃子、枣、荔枝、龙眼、金橘
甘、酸、凉	草莓、枇杷、梨、杧果、橙子
酸、温	梅、杨梅、杏、山楂
甘、酸、平	葡萄、海棠果、菠萝、橄榄、橘子
甘、凉	苹果、罗汉果、菱角
甘、酸、微寒	番茄、石榴
甘、寒	甜瓜、西瓜、香蕉、甘蔗、桑椹、荸荠
甘、涩、寒	柿子
甘、平	椰子、番木瓜、无花果
甘、酸、寒	杨桃、猕猴桃、柚子
甘、酸、涩、温	番石榴
酸、平	柠檬

食疗散记　桃

桃子栽培在中国已有2 000多年历史。《诗经》:"桃之夭夭,灼灼其华。"《本草纲目》:"桃性早花,易植而子繁,故字从木、兆。"

明嘉靖年间在任道州太守顾名儒,购上海县城北黑山桥地筑万竹山房,其弟顾名世在万竹山房东西开辟旷地,凿池得石,上有赵孟頫的手迹"露香池",便作园名"露香园"。与当时的豫园、日涉园合称为"明代上海三大名园"。

顾氏建园历时十年,占地约40亩,耗资数万两。园以"露香池"为中心,建露香阁、碧漪堂、阜春山馆、积翠冈、分鸥亭、独管轩、大士庵、青莲池。引进北方优良桃树种，露香园水蜜桃一时成为上海名产。

明代科学家徐光启（1562—1633），字子先，号玄扈，上海县徐家汇（今属上海市）人。早年在家乡经营农庄，于城外吴淞江边引进北方良种种植桃树。万历二十八年（1600年）嫁接培育新品，所产之桃皮薄肉嫩，莹透绵软，饱满多汁，有爆浆口感，甜到沁涌，称水蜜桃。顾氏露香园大量引进种植，使其成该园佳果，单果五两，闻名遐迩。清人徐康《前尘梦影录》："顾氏筑露香园，觅异种水蜜桃，种之成林。"明天启元年（1621年）王象《群芳谱》："水蜜桃，独上海有之，而顾尚宝西园（露香园）所出尤佳。"明天启年间，种水蜜桃在申城颇成气候，每年采摘之时，士绅庶众皆以品尝露香园佳果为乐。

清中叶后，顾氏家族衰落，露香园荒颓，水蜜桃却依然繁盛。《松江府志》云："（桃）如以绛纱裹甘露。""为桃中上品。"同时培育出墨桃、绛桃、黄桃、鹰嘴桃、鹅毛管印、篓篓红等新品种。蜜汁香桃成熟时用手搓揉，插入麦管吸食，甘甜如蜜。姚春熙《茸城竹枝词》："一吸琼浆知水蜜，筠篮先问露香园。"

清末民初，龙华一带桃树种植近千亩，并向长桥、华泾、莘庄延伸，秋果成熟，采摘旺季，最高价曾达每斤一银元。鲜桃装入竹篓，每担挑二十篓，水路船载，陆路车运，销往各地，络绎不绝。1874年7月14日《申报》："遥指峥嵘塔影斜，踏青一路到龙华，碧桃满树刚三日，不为烧香为看花。"

郑逸梅《艺海一勺》曾提到："客居申城的奉化人黄岳渊从黄泥墙买了一株桃树，经奉化农场主移植当地，精心培育，结出硕果。"《上海县志》："光绪初年，浙江奉化从黄泥墙引种水蜜桃，自行繁殖推广，名为奉化玉露桃。"再其后"无锡引种奉化桃，名为红花水蜜桃"。

清道光二十四年（1844年），英国从上海引入"白芒"水蜜桃，名"上海桃"，道光三十年（1850年）美国从上海引入水蜜桃，名"上海水蜜"。自此上海水蜜桃飘逸芬芳，面向各地，落户海外。

桃子味甘、酸，性平，入胃、大肠经，补益气血、养阴生津、活血消积、丰肌美肤，所含蛋白质、脂肪和糖为人体提供能量；果肉内膳食纤维能促进胃肠蠕动，吸附毒害物质，改善肠道菌群，预防肠胃道疾病；钙、磷、铁微量元素和 B 族维生素以及维生素 C，有辅助治疗缺铁性贫血和延缓衰老、美白养肤的功能，钾、钠则有利于体内电解质平衡，能消除减轻孕期产后水肿，此外食疗还有治疗痛经、便秘、盗汗的作用。

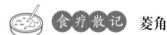 **食疗散记 菱角**

菱角是陂塘鲜品，生于水乡泽国，是很好的食疗果品。陶弘景《本草经集注》云："菱实皆取火燔以为粒粮。"宋苏颂《开宝本草》："江淮及山东暴其实以为米，代粮。"街上集市，偶见小贩卖"老菱"，热气腾腾，装在木桶，铺盖棉垫，入口香软甜糯，鲜美爽口，颇受年轻人青睐。

我国植菱始于商周，兴盛于汉唐，至今已有 3 000 多年栽培史。《礼记》云："菱，芰也。"《尔雅》云："菱，今水中芰。"《武陵记》云："菱，六月开小白花，昼合夜开，随月转移，犹如葵之向日。""其叶支散，故字从支，其角棱峭，故谓之菱，以三角、四角为芰，两角者为菱。"

夏季，夜半月白风清，菱花墨绿紫叶衬托，静静拥在幽幽绿水中，若有若无的清香，在月光下浮动，舒缓闲信，珊珊可爱，如小家碧玉，别有一种情韵。

立秋，金风送爽，菱叶蓬起，菱角上市。有青菱、红菱、紫菱、绿菱、白菱、乌菱，分四角、三角、两角，浙江南湖、江西南昌、抚州有无角菱，两端圆滑，扁似馄饨。

菱品性洁净，生于水泽，生命力强，秋熟菱角，沉入河泥，翌年生根发芽，初夏微风细浪中露出水面，花蕊噙芬，嫩秧点头，在晨光中舒展，长大。《聊斋志异·菱角》写风姿秀女"发才掩额，而丰致娟然"，乱世姻缘以死相守的爱情故事，以菱喻人，不张扬，不争艳，真情感人。

（三）平衡膳食

《内经》提出全面膳食的营养学观点，"五谷为养，五果为助，五畜为益，五菜为充，气味合而服之，以补精益气"，这也是现代营养学的一个基本观点。所谓全面膳食，就是要求在饮食内容上尽可能做到多样化，讲究荤素食、主副食、正餐和零食等之间的合理搭配。现代营养学认为人体所需要的各种营养素，主要包括蛋白质、脂肪、糖类、维生素、矿物质、水和纤维素七大类物质。这几大类营养素分别存在于不同种类的食物中，如粮食类食物主要含有丰富的糖类，蔬菜、水果中含有大量的维生素、矿物质和纤维素，鱼、肉、奶、蛋类则是蛋白质的良好来源。如果一味追求素食，进食谷类、蔬菜类食物，摒弃或限制动物类食品的摄入，久则使蛋白质的供给不足，不能满足机体新陈代谢的需要，可引起低蛋白血症，也影响脂溶性维生素 D、维生素 E 等的吸收，引起一系列症状。而效仿西方的膳食结构模式，大量摄入动物类食品，势必使某些肿瘤如乳腺癌、前列腺癌、结肠癌、直肠癌等的发病率明显升高，也使动脉硬化、冠状动脉粥样硬化性心脏病（简称"冠心病"）、糖尿病、痛风等病的发生率增高。为保持身体健康，必须平衡膳食结构，全面营养。

（四）顾护脾胃

正确的食疗不能暴饮暴食，《黄帝内经》云："饮食自倍，肠胃乃伤。"《备急千金要方》云："不欲极饥而食，食不可过饱；不欲极渴而饮，饮不可过多。饱食过多，则结积聚；渴饮过多，则成痰癖。"现代医学认为，人体对饮食物的消化、吸收和利用，主要靠脾胃的正常功能，若饮食过量，如短时间内突然进食大量食物，势必加重胃肠负担，使食物不能及时消化，进一步影响营养物质的吸收和输布，从而产生一系列疾病。相反，进食过少，则脾胃气血生化乏源，人体生命活动缺乏物质基础，日久会导致营养不良及相应病变的发生。因此，饮食有节，餐饮有度，保持不饱不饥，拒绝暴饮暴食，是保证身体健康的重要条件。此外要做到饮食定时。我国传统的进食方法是一日三餐。研究表明，早、中、晚这三个时间内人体的消化功能特别活跃。按照相对固定的时间，有规律地进食，可以保证消化、吸收功能有节奏地进行，有张有弛，食物才可有条不紊地被消化、吸收和利用。若不分时间，随意进食，零食不离口，肠胃消化的正常规律被打破，虚实无度，可发生脾胃病变。在一日三餐中，主张"早餐好，午餐饱，晚饭少"。这与人体昼夜的生理活动、阴阳气血的运行有关。所以，每天进食宜定时、定量，不偏食，不挑食。

产后食疗概述

产后一般分为三个时期。第一时期为产褥期，即分娩至产后 42 天，俗称坐月子。第二时期为黄金康复期，即产后 42 天至产后 6 个月。第三时期为理想恢复期，为产后 6 个月至产后 1 年。产后母体发生了很大的变化，具体体现在子宫、恶露、乳房的变化，还包括泌尿系统、消化系统、内分泌系统及腹壁的变化等。这个时期，对于产妇来说，产妇的健康关系到乳汁的产出与质量，呵护宝宝的精力等，从而影响到宝宝的生长发育。产后恢复的程度，还影响到后期的工作与生活。所以产后怎么吃很重要，也是大家比较关心的话题。

饮食调养可以补充足够的营养，有利于产妇早日康复，还能够防治产后病，与此同时，还能够帮助促进婴儿的生长发育。

产后饮食调养涉及的内容繁多，有一些症状是产后不适与亚健康状态，达不到产后病的诊断，但是日常生活中又比较多见。比如自感体虚，精力明显不如产前；产后畏风、怕冷，无论是夏天还是冬天，身体特别怕冷，夏天连空调都不能吹，一吹就头痛。这些症状，去医院看又查不出病因，但是又令人烦恼。这个时候饮食调理就起到较好的作用。还有一些是美容养颜的需求，如产后面部黄褐斑、妊娠斑；产后肥胖，很难恢复到孕前苗条的身材；产后脱发，头发干枯没有光泽，容易断裂、脱落等。

此外，产后也会出现不少疾病，这些疾病与分娩、产褥有关，称为产后病，如产后恶露不绝、产后汗证、产后失眠、产后缺乳、产后抑郁、产后便秘、产后身痛等。这些疾病，除了中药、针灸等常规治法外，还可以用食疗的方法来辅助治疗，使机体达到良好的平衡状态。

产后病的特点是多虚、多瘀。因产时用力出汗、产伤或失血过多，产妇元气受损，气血不足，百脉空虚，致产后多虚。产后病的调理，应该根据产后多虚多瘀的特殊生理病理状况，遵守"勿拘于产后，也勿忘于产后"的原则。针对病情，虚则宜补，实则宜攻，寒则宜温，热则宜清。

早在《金匮要略·妇人产后病脉证并治》中就对妇人产后病进行了论述，论述了妇人产后常见"痉、郁冒、大便难"三证病机，同时指出这三证的主要病机是亡血伤津。并附列了经典的食疗方当归生姜羊肉汤。

隋代巢元方的《诸病源候论》中对妇人产后病亦设专篇论述。其认为妇人产后病，大概有十个方面，包括产后下血病证（血运闷、恶露不尽），产后常见之痛证（血瘕痛、心痛、心腹痛、腹中痛、小腹痛、腰痛等），产后虚证（虚烦短气、上气、心虚、虚热、虚羸、虚渴、汗出不止等），产后月经病（产后月水不利、月水不调、月水不通及崩中等），产后前阴诸病（阴下脱、阴道痛肿、阴道开等候），产后积聚、癥、癖等候，产后杂病（中风、风痉、下利、淋病、大小便血、小便数、遗尿、大小便不通、目瞑、耳聋等），产后时感病（如时气热病、伤寒、疟疾等），产后外科病（口生疮、身生疮等），产后无乳汁及乳汁溢候。

唐代孙思邈的《备急千金要方》中，将"妇人方"置于总论之后，群方之篇首，可见当时的医生对于妇科疾病的重视。《备急千金要方·妇人方中·虚损》中开篇讲述了产后病的调理方法："凡产后七日内，恶血未尽，不可服汤，候脐下块散，乃进羊肉汤。"即用羊肉汤对产妇进行饮食调理。

《备急千金要方》中论述了许多产后的疾病，涉及产后虚损、虚烦、中风、心腹痛、恶露不尽、下痢、淋渴等病种。其中提到不少对产后虚损的饮食调养方法，比如猪肾汤，治产后虚羸喘乏，乍寒乍热，病如疟状，名为蓐劳。具体用料为猪肾一具，香豉、白粳米和葱白各一斗。又如鲤鱼汤，主妇人体虚，流汗不止，或时盗汗，用鲤鱼二斤，葱白一升，豉一升，干姜二两，桂心二两。又如治产后下血不尽，烦闷，腹痛，捣生藕取汁，饮二升。

《备急千金要方·食治》中提到不少适合产后食疗的食物，比如果实类覆盆子，可"益气轻身，令发不白"；大枣"安中，养脾气，助十二经，平胃气"。菜蔬类枸杞子，可"补虚羸，益精髓"；白冬瓜可"除少腹水胀，利小便，止消渴"，食之对产后小便不利有益；紫苏可"下气，除寒中"，对产后咳嗽有止咳平喘之效。谷米类薏苡仁

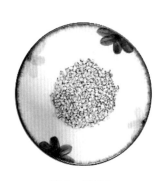

图2　薏苡仁

（图2），"利肠胃，消水肿，令人能食"，又如赤小豆"下水肿，排脓血"，均有助于产后消肿；粳米"平胃气，长肌肉，温中"，对产后恢复胃气效果较佳，可与其他果蔬肉蛋等搭配，做各种食养粥类。

《千金翼方》是《备急千金要方》的续编，其中涉及不少美容、食疗的方剂。其专设妇人面药篇章，对妇人的面脂手膏进行了介绍，说明唐代妇女已经对美有了追求，出现了专门美白、治疗黄褐斑和粉刺、使面部皮肤润泽的方法。又如《千金翼方·妇人二·腹痛》中，介绍了单行茱萸酒和单行桂酒，均可治疗产后腹内疾痛。

明代李时珍《本草纲目》对产后病亦列专篇介绍，包括补虚活血、血运、血气痛、下血过多、风痓、寒热、血渴、咳逆、下乳汁、回乳等内容。其中有不少食疗的方剂，比如鲤鱼烧服二钱，或虾汁煮汁或羹，可下乳汁。又如大麦蘗炒研，白汤服二钱，可回乳。

产后病饮食调养应根据食疗的总原则，因人施膳，即产妇的不良体质有气虚、血虚、气血两虚、阴虚、阳虚的区别，在选用食疗配方时也要有所区别。气虚宜用补气食疗方，如黄芪汽锅鸡等。血虚宜用补血食疗方，如归参炖母鸡等。还应该因时施膳，即根据季节寒温的不同，因食制宜，灵活选用。如春季气候温和多风，选用黄芪粥，以升补为宜；夏季气候炎热，出汗较多，选用鲤鱼汤、海参汤、莲子粥、绿豆汤，以清补为宜；秋季气候凉爽多燥，选用海参银耳汤、大米白鸭粥、百合粥，以滋养为宜；冬季气候寒冷，宜用羊骨汤、羊肉粥、肉苁蓉粥，以温补阳气。

与此同时，产妇还需要注意忌口。比如在"坐月子"期间，需要忌食积冷寒凉食品，如李子、西瓜、田螺、蚌、蟹，以及雪糕、冰激凌等。还需要忌食辛辣食品，如辣椒、芥末、蒜、酒等。还忌食过咸、过硬和不易消化的食品。产妇还需要节制饮食，如清代名医傅青主指出："新产后忌膏粱，远厚味，如饮食不节必伤肠胃。"意思就是说，产后需要忌食肥甘厚味，否则，就会肠胃受伤，从而引发诸多疾病，比如腹痛、消化不良、腹泻、疮疡等。

附一：产后常用食物营养功效解析

菠菜：每 100 克含蛋白质 2 克，脂肪 0.2 克，碳水化合物 2 克，粗纤维 0.6 克，胡萝卜素 2.96 毫克。性味甘凉，可以养血止血、润燥补钙。产后补血宜食。

红豆：含蛋白质 20%，脂肪 0.75%，碳水化合物、钙、磷、铁、维生素、红

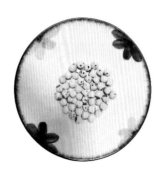

图3　莲子

色素等。性味甘、平，可以养血补血、利水消肿、清热祛湿、安神除烦。李时珍称红豆为"心之谷"。

莲子：主含淀粉、蛋白质、脂肪、碳水化合物、棉子糖、钙、磷、铁等。性甘、涩、平。功效益肾固精，补脾止泻，止带，养心（图3）。

番茄：果实富含维生素C，为苹果的2倍，还含有一种具有抗氧化作用的类胡萝卜素物质——番茄红素。性味甘酸、微寒。可以生津止渴、健胃消食、清热消暑、补肾利尿。

木耳：含蛋白质13.85%，总氨基酸11.5%，脂肪0.6%，糖类66.22%。性味甘平，可以补气养血、止血、润燥利肠。

银耳：含蛋白质6.7%，脂肪0.6%，碳水化合物71.2%，其具有的银耳酸性多糖，有提高人体免疫功能的作用。性味甘淡平。可以滋阴、润肺、养胃、生津。

小米：味甘咸，性凉，可益肾和胃、除热补虚、安神健胃。小米所含丰富的色氨酸，会促使分泌5-羟色胺促睡血清素，为安眠健胃食品。

核桃：味甘性温，富含维生素E，能抗氧化、延缓衰老。其所含的主要是不饱和脂肪酸，能降低胆固醇、防止血管硬化，可以健脑益智，润血脉，黑须发，使皮肤细腻光滑。

玉米：味甘性平，具有健脾利湿、开胃益智、宁心活血的作用。玉米油中的亚油酸能防止胆固醇向血管壁沉淀，对预防高血压、冠心病有积极作用。还有利尿和降低血糖的功效。

花生：味甘、微苦而平，是十大长寿食品之一，富含维生素、蛋白质、脂肪、不饱和脂肪酸和钙、磷等，其对脾胃失调、咳嗽气喘、贫血、便秘、肠燥等都有很好的治疗作用。

茭白：含蛋白质、脂肪、糖类、维生素、微量胡萝卜素和矿物质等。茭白性寒味甘，入肝、脾、肺经。可以解热毒，除烦渴，治消渴、痢疾、目赤黄疸。

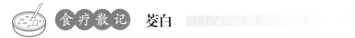 **茭白**

　　茭白，又名菰菜、茭首、茭笋等。《食疗本草》云其"利五脏邪气、酒皶面赤、白癞、疠疡、目赤等，效……热毒，风气，卒心痛"。上海地区，以青浦练塘茭白最好，练塘处于太湖流域淀泖洼地，湖泊众多，水质优良，土壤肥沃，雨水丰沛。练塘茭白肉质洁白，口感鲜嫩，蒸煮炒拌俱佳。而且练塘茭白营养丰富，含有蛋白质、维生素 B_2、纤维素、维生素 B_1 和抗坏血酸，还含有人体必需的钙、磷、铁等微量元素。据说，茭白有雌、雄之分，雌的粗，色偏黄，结巴短，肉粗。雄的细，色偏白，结巴长，肉嫩。

附二：产后常用药食两用中药

产后常用药食两用中药功效见表3。

＊ 表3　产后常用药食两用中药功效表 ＊

类　别	中药	功　效
补气	党参	益气，生津，养血
	黄芪	补气升阳，益卫固表，利水消肿，托疮生肌
	西洋参	补气养阴，清火生津
	白术	补气健脾，燥湿利水，止汗
	甘草	益气补中，清热解毒，祛痰止咳，缓急止痛，调和药性

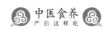

续　表

类　别	中药	功　　效
补血	大枣	补中益气，养血安神，缓和药性
	熟地黄	补血滋阴，益精填髓
养阴	玉竹	养阴润燥，生津止渴
健脾、补益肝肾	黑豆	健脾，补肾，养血
	红豆	健脾养血，利水消肿
	莲子	益肾固精，补脾止泻，止带，养心
	山药	益气养阴，补脾肺肾，固精止带
	白扁豆	健脾，化湿，消暑
	杜仲	补肝肾，强筋骨
	核桃仁	补肾，温肺，润肠
	鹿角	壮肾阳，益精血
	制何首乌	补益精血，固肾乌须
养血活血	当归	补血，活血，调经，止痛，润肠
	三七	化瘀止血，活血定痛
	赤芍	清热凉血，散瘀止痛
理气	陈皮	理气健脾，燥湿化痰
	小茴香	散寒止痛，理气和中
	玫瑰花	行气解郁，活血止痛
利水渗湿	茯苓	利水渗湿，健脾安神
	薏苡仁	利水渗湿，健脾，除痹，清热排脓

类　别	中药	功　　效
解表	桂枝	发汗解肌，温通经脉，助阳化气
	葛根	解肌退热，透发麻疹，生津止渴，升阳止泻
	生姜	发汗解表，温中止呕，温肺止咳
清热解毒	菊花	疏散风热，平肝明目，清热解毒
	决明子	清肝明目，润肠通便
	大蒜	解毒杀虫，消肿，止痢
固涩	芡实	益肾固精，健脾止泻，除湿止带

第二篇

月子餐

女性在分娩时，子宫、产道等各个部位的创伤面积比较大，往往需要一定时间调养。

产褥期是女性分娩后全身器官恢复到正常健康状态的一段时间，也是女性身体的敏感期，此期间要做好护理和调养，以帮助全身器官尽快恢复，同时避免过于激烈的肢体活动，以预防产褥期疾病。产褥期一般需要 42 ～ 56 天，此期间应以休息为主，但并不等于传统的"坐月子"。古人有"弥月为期""百日为度"之说，俗称"小满月""大满月"，还有地方有"双满月"的说法，即产后一个月（弥月）为小满月，产后三个月（百日）为大满月。产褥期内，产妇既要补充体力和营养，使全身各器官恢复到未孕状态，又要有充足的乳汁哺育婴儿，所以坐月子怎么吃非常重要。

传统的坐月子起源于缺衣少食的农耕年代，普通人家吃糠咽菜，挑担拉车，干重活体力消耗较大。那时候没有电器设备，冬天北风呼啸，天寒地冻，产妇饥寒交迫，营养匮乏，虚寒的居多。女性产后失血过多，气虚血亏，怕冷怕风，自然要包裹得严严实实，多喝温热的姜汤、红糖和黄酒，补充热量。那年头产妇吃碗鸡蛋挂面都很难。

现在缺衣少食、饥寒交迫的日子已经一去不复返了。因营养过剩引起的肥胖症与代谢紊乱已经成为现代女性的一大困惑。如果再按旧式的坐月子、过度保养，轻则引起心烦意乱，影响睡眠，严重的会导致机体阴阳失衡、气血不调、脏腑功能障碍而有碍健康。

现代妇女产后需要休息，但产妇也不能整天躺在床上。顺产的产妇在产后 24 小时就可以坐起来，并且适当走动。剖腹产无合并症的产妇，产后第二天可以试着在室内走动，做适当的产后体操。从简单动作做起，循序渐进，逐步增加。体质强壮的产妇经一个星期就可以恢复，体质较弱的通过十余天调节，就可以和正常人一样起居生活。科学膳食，不必天天厚味膏粱、鱼翅鲍贝，而是每天要有充足睡眠。如果出现心情烦躁、阴虚火旺、夜间少寐，甚至失眠，就应饮食清淡，增加活动，直到睡眠改善为止。睡不好觉则越补火越旺，过度营养适得其反，反而会成为致病因素。

传统坐月子门窗要紧闭，产妇不能下床走动，还会将产妇包得严严实实，不透一点风，据说是产妇吹风后容易感冒。产妇身体虚弱，容易出汗，吹风除了容易患感冒之外，还会导致日后四肢关节游走性疼痛。但将门窗紧闭的做法并不可取，房间应该保持通风，让空气流动，尤其是夏天紧闭门窗，不仅很闷，室内空气质量也不好。妇女妊娠期间新陈代谢旺盛，皮肤散热量增加，常表现为怕热、多汗，需保持室内空气流通，盛夏季节可以借助电扇、空调纳凉。但汗出较多时，不宜立即吹电扇或空调，因为此时全身皮肤毛孔开张，冷风乘虚而入，对身体健康不利。同时应注意避免长时间吹风，或面对着电风扇直吹。室内有空调、电风扇的情况下，应保持室温在 26 ~ 28℃，睡觉时腹部再盖个小薄被，可避免受凉感冒。

中医妇科学认为，产后多虚多瘀，元气亏损，伤津失血，容易血虚头晕、气虚多汗、伤津便秘，若没有严重的症状，都可以通过饮食调理来逐步恢复。一般在三顿正餐之外可以加一餐或点心，以保证有充足的营养，但不可食用太多温热滋腻厚味，以防碍胃助邪。

产后第一周

产后第一周（第一至第七天），是产妇排泄恶露、恢复肠胃功能的时期，饮食以清淡、易消化为主，宜食用足量不过量的优质蛋白和蔬菜，忌过度食用油腻、辛辣、高脂、高糖以免消化不良。注意补充水分，少油少盐，少食多餐，使谷物、蛋白质、维生素均衡。产妇每天摄入热量约 2 500 千卡为宜。产后第一顿，顺产可以进食半流质；若是剖宫产，术后禁食 6 小时后先进食少量流质，待排气后开始半流质。

产后第一周的建议食单，见表4。

＊ 表4　产后第一周的建议食单　＊

第一周	早餐	中餐	加餐	晚餐
第一天	水煮鸡蛋，小米粥	蛋花汤，肉丝菜汤面	香蕉，红豆汤	香菇瘦肉粥，红豆薏苡仁汤，清炒菠菜
第二天	南瓜粥，萝卜汤	软面包，芝麻糊，清炒菜心	香蕉，面包，酸奶	蔬菜瘦肉粥，木耳炒蛋，清炒芥菜
第三天	水煮鸡蛋，菜粥	番茄虾仁面，蛋花汤	香蕉，小蛋糕，坚果	百合莲子粥，清蒸鱼，虾仁冬瓜
第四天	黑米粥，*益母草荷包蛋汤	番茄鸡蛋面，水果羹	葡萄，杏仁，牛奶	小米粥，芹菜炒肉，清炒菠菜
第五天	小馄饨，黑豆花生粥	菠菜虾仁面，*红豆莲子百合羹	猕猴桃，酸奶，红枣	丝瓜炒肉丝，*山药枸杞青菜粥，清炒生菜
第六天	瘦肉粥，水煮蛋，煮玉米	菜肉馄饨，茭白炒蛋	葡萄，牛奶，坚果（核桃）	小米红薯粥，瘦肉炒豆芽，小笼包或米饭
第七天	红豆黑米粥	番茄百合猪肝汤，清炒红苋菜，菠萝炒鸡片，米饭	猕猴桃，红豆莲子百合羹	黄瓜炒虾仁，阳春面

产后第一周部分菜谱制作简介如下（表中有"*"，下同）。

【 益母草荷包蛋汤 】

[**食材**] 益母草 20 克，鸡蛋 1 个，大枣 20 克。

[**配料**] 红糖适量，水。

[**制作方法**] 锅里放水，放入益母草和大枣，煮沸后转小火熬煮 15 分钟左右，打入鸡蛋至煮熟后放入红糖即可。

[**药食解析**] 益母草功效活血调经，利水消肿，为妇科经产要药。大枣甘、温，归心、脾、胃经，可补脾胃，益气血，调营卫，药理作用表明其具有抗氧化及延缓衰老的作用。加入大枣、鸡蛋可以辅助治疗产后瘀滞腹痛、恶露不净。

【 红豆莲子百合羹 】

[**食材**] 红豆 150 克，莲子 30 克，百合 30 克。

[**配料**] 陈皮 1 片，糖少许，水 2 升。

[**制作方法**] 红豆洗净浸泡 30 分钟，莲子、百合、陈皮洗净，加水后煮开，小火煮 1 小时，出锅前加少许糖。

[**药食解析**] 红豆养血祛湿消肿，莲子健脾补肾，百合宁心安神，陈皮理气祛湿。上述诸品合用可以消除产后水肿，开胃，有助于产妇睡眠。

【 山药枸杞青菜粥 】

[**食材**] 怀山药 100 克，枸杞子 50 克，青菜 50 克（图 4）。

[**配料**] 大米 100 克。

[**制作方法**] 山药洗净去皮切小块，大米洗净，加水适量，一起煮开后小火熬 30 分钟左右，撒上泡好的枸杞子，出锅，可加红糖或者就菜吃。

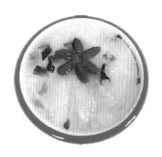

图4 山药枸杞青菜粥

[**药食解析**] 产后脾胃虚弱，伤津耗液。本菜品中山药、枸杞子益气养阴，补脾肺肾，加大米健脾养胃，青菜性味甘、温，有解热除烦、通利肠胃的功效。《随园食单》记："青菜择嫩者，笋炒之；夏日芥末拌，加微醋，可以醒胃。"

产后第二周

产后第二周（第八至第十四天），产妇经过第一周的肠胃调理，胃口已开，婴儿对于母乳的需求渐渐增大，产妇由于分娩带来的消耗渐渐恢复，创伤已经愈合，所以饮食中可以适当增加滋补元气食物以及蛋白质摄入，少量增加脂肪的摄入，以增加营养和体力。同时注意荤素搭配，避免产妇过度肥胖，影响形体美丽。产妇也可以适当做一些产后体操，帮助消化塑体。

产后第二周的建议食单，见表5。以调五脏，化瘀通乳为主。

＊ 表5　产后第二周的建议食单 ＊

第二周	早餐	中餐	加餐	晚餐
第一天	海参青菜粥，花卷，煮鸡蛋	*鲫鱼豆腐汤，茭白炒猪肝，炒油麦菜，米饭	酒酿圆子	小排冬瓜汤，肉糜豆腐，炒菠菜，米饭
第二天	黑米红豆红枣粥，小肉包，鸡蛋羹	小排冬瓜汤，清蒸鲈鱼，香菇菜心，地瓜糙米饭	牛奶窝蛋	鲜虾粉丝煲，蘑菇炒肉片，炒生菜，米饭
第三天	香菇滑鸡粥，红糖发糕，煮鸡蛋	山药红枣炖乌鸡，土豆烧排骨，木耳拌黄瓜，五谷饭	木瓜银耳汤	菠菜粉丝汤，滑蛋牛肉，盐水河虾，米饭

第二周	早餐	中餐	加餐	晚餐
第四天	蔬菜牛肉面，南瓜饼，茶叶蛋	猪蹄黄豆汤，葱烤鲫鱼，炒时蔬，米饭	红枣鸡蛋红糖水	*莲藕花生排骨汤，酱爆猪肝，清炒时蔬，米饭或馒头
第五天	西芹鱼片粥，烧卖	昂刺鱼豆腐汤，花生炖猪蹄，清炒时蔬，馒头或米饭	双皮奶	*枸杞红枣乌鸡汤，木耳拌黄瓜，清蒸鳜鱼，米饭
第六天	番茄香菇面，牛肉煎包	老鸭粉丝汤，虾仁青豆，蔬菜，米饭	红豆红枣汤	*虫草花玉米排骨汤，酱鸭，炒青菜，米饭
第七天	花生紫米粥，鲜肉小笼，鸡蛋羹	丝瓜蛋汤，清蒸童子鸡，炒青菜，玉米饭	黑糖地瓜汤	*腐竹猪肚汤，盐水虾，炒菠菜，米饭

产后第二周部分菜谱制作简介如下。

【鲫鱼豆腐汤】

[**食材**] 野生鲫鱼一条，豆腐一块（图5）。

[**配料**] 酒，姜，盐，葱。

[**制作方法**] 鲫鱼去内脏，去鳞洗净，加盐料酒腌一会，豆腐切块备用。平底锅中倒油，放入鱼煎至两面金黄。锅中加入水没过鱼身，大火煮半小时左右（这步是汤色发白的关键）。切好的豆腐倒入锅中，水开后转小火再煮10分钟后加盐加葱花后出锅。

[**药食解析**] 鲫鱼味甘，性平。归脾、胃、

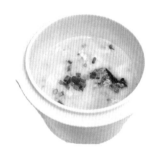

图5　鲫鱼豆腐汤

大肠经。可健脾和胃，利水消肿，通血脉。主治脾胃虚弱，纳少反胃，产后乳汁不行等。《本草经疏》云："鲫鱼调胃实肠，与病无碍，诸鱼中惟此可常食。"与豆腐相伍，可健脾益肾，补虚下乳。

【 莲藕花生排骨汤 】

[**食材**] 莲藕 250 克，花生 100 克，排骨 250 克。

[**配料**] 盐，料酒，姜、葱、芹菜少量。

[**制作方法**] 芹菜洗净切段，将莲藕洗净去皮切块后放入沸水中氽一下，捞起；排骨加洗净的红皮花生，加水，加葱、姜块、芹菜煮开后转小火炖，待排骨酥烂时，放入莲藕，捞出葱、姜、芹菜，放入盐、味精、胡椒粉即可。

[**药食解析**] 莲藕味甘，性寒。归心、肝、脾、胃经。可清热生津，凉血，散瘀，止血。《重庆堂随笔》云："藕以仁和产者为良。熬浓汁服，既能补血，亦能通气，故无腻滞之偏。"故能健脾养血补肾。花生甘、平。归脾、肺经。可健脾养胃，润肺化痰。主治脾虚反胃，乳妇奶少，大便燥结等症。配合排骨可健脾补血，对产后乳汁稀少、大便干结有助益作用。

【 枸杞红枣乌鸡汤 】

[**食材**] 乌鸡 250 克，枸杞子 50 克，红枣 50 克。

[**配料**] 姜片，盐，料酒。

[**制作方法**] 乌鸡洗净，沥干水，枸杞子用温水浸透，用水洗净，沥干水；红枣、生姜洗净，锅里放水烧开后加入食材，水滚后改用中火煲 3 小时。

[**药食解析**] 乌鸡味甘，性平。归肝、肾经。具有滋阴补肾、养血填精、

益肝退热、补虚的功效，能调节人体免疫功能，延缓衰老，对于产后血虚者具有补血、促进康复的食疗作用。配合枸杞子、红枣具有补血养颜、益精明目、补虚的食疗作用。

【 虫草花玉米排骨汤 】

［**食材**］排骨 250 克，玉米 100 克，干虫草花 50 克（图 6）。

［**配料**］枸杞子 15 克，姜片，料酒，盐。

［**制作方法**］干虫草花洗净用凉水浸泡 10 分钟，排骨洗净过一遍水，玉米切小块。锅里加足量水，加入排骨、姜片，大火烧开后，加少许料酒，加入沥干的虫草花。转中小火炖

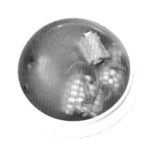

图 6　虫草花玉米排骨汤

1.5 小时，见汤汁明显变黄，加入玉米和枸杞，继续炖半小时，出锅前 5 分钟加盐即可。

［**药食解析**］清代对排骨的做法即有阐述，《随园食单》云：“取勒（肋）条排骨精肥各半者，抽去当中直骨，以葱代之，炙，用醋、酱，频频刷上。不可太枯。”排骨甘、咸，微寒。归脾、胃、肾经，可补虚、滋阴、润燥，助益产后体虚羸瘦。玉米调理肠胃，通便排毒。枸杞子、虫草花相伍可益气养阴，恢复产妇精力，提高免疫力。

【 腐竹猪肚汤 】

［**食材**］猪肚 200 克，腐竹 50 克。

［**配料**］生粉，盐。

［**制作方法**］将猪肚的脂肪除去，用盐、生粉翻转揉捏擦匀，再用清水

冲洗数次，用沸水煮开，用清水再漂洗净。腐竹折断，用沸水浸一会儿去衣。锅里放水，水开后放入所有材料，改用中火煲 3 小时左右，加盐调味即可。

[**药食解析**] 猪肚味甘，性温。可补虚损，健脾胃，主治虚劳羸瘦。可健脾开胃、滋阴补肾、去湿消肿。腐竹又名豆腐皮、豆腐衣，含有蛋白质 51% 左右、脂肪 21%，与其他豆制品相比，营养价值最高。本品可补益产妇气血，恢复体力，亦可通乳。

产后第三周

产后第三周（第十五至第二十一天），产妇恶露渐已量少，分娩消耗的体力在慢慢恢复。随着婴儿对母乳的需求量越来越大，可以以补为主，温补气血。同时注意"虚则补之，实则泻之"，饮食宜补肾健脑、养心固腰，可以吃一些口味稍重一点的蛋白质和脂肪，以保证乳汁的通畅和充足。同时适当运动，保证肠胃的蠕动通畅，并增强和宝宝的亲子互动，保持心情愉悦，充足睡眠。加餐时间可以根据自己的时间放在下午或者晚餐后，也可以少量多餐的二次加餐。

这个阶段食疗的主要食材有鸡、乌鸡、鸽子、鸡蛋、排骨、猪肝、牛肉、鲈鱼、黑鱼、鲍鱼、小黄鱼、干贝，蔬菜可以吃点番茄、芥蓝、洋葱、青椒、土豆、西兰花、山药，主食以粥、米饭为主。食疗建议选小米粥、紫薯粳米粥、桂圆糯米粥、菠菜猪肝粥等。

产后第三周的建议食单见表 6。

＊ 表6　产后第三周的建议食单 ＊

第三周	早餐	中餐	加餐	晚餐
第一天	四色小米粥，蒸饺，煮鸡蛋	＊椰子皇百合炖鸡汤，番茄炒鸡蛋，清炒芥蓝，米饭	红豆红枣汤	枸杞红枣乌鸡汤，清蒸鱼，蘑菇烧豆腐，米饭
第二天	蔬菜牛肉面，南瓜饼，荷包蛋	＊鲍鱼仔花菇汤，洋葱炒牛肉，青椒土豆丝，米饭	桂圆糯米粥	＊花生黑鱼汤，麻油腰花，炒西兰花，米饭
第三天	燕麦紫薯粳米粥，小肉包，煮鸡蛋	莲子干贝排骨汤，清蒸鲈鱼，炒菠菜，米饭	雪梨百合银耳汤	当归生姜羊肉汤，猪肝炒甜椒，炒青菜，米饭
第四天	八宝粥，蔬菜包子，鸡蛋羹	虫草老鸽汤，茭白炒肉丝，炒菠菜，米饭	核桃芡实黑豆汤	鲍鱼仔花菇汤，干煎小黄鱼，清炒四季豆，米饭
第五天	肉丝菜汤面，山药糕，荷包蛋	＊花胶螺肉百合汤，核桃煲猪肚，炒青菜，米饭	鱼胶山药桂圆汤	黄芪炖鸡汤，蘑菇烧豆腐，黄芽菜炒肉丝，米饭
第六天	鲜肉小馄饨，鸡蛋饼，煮鸡蛋	芡实山药排骨汤，干煎带鱼，炒生菜，米饭	冰糖燕窝	芋艿老鸭汤，虾仁蒸蛋，葱油炒冬瓜，米饭
第七天	菠菜猪肝粥，素菜包，煮鸡蛋	＊黄豆猪蹄汤，蒜苗炒鸡丁，炒芦笋，米饭	八宝莲子羹	莲藕排骨汤，栗子烧童子鸡，炒生菜，米饭 ·

产后第三周部分菜谱制作简介如下。

【椰子皇百合炖鸡汤】

[**食材**] 椰子皇半个，鲜百合20克，老母鸡半只。

[**配料**] 盐，料酒，葱段，姜片。

[**制作方法**] 椰子皇开去汁（椰子汁可另外服用）取肉，切成小块。老母鸡

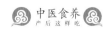

洗净切块，百合洗净。将老母鸡放入锅内，加料酒、葱段、姜片、大火烧开后，小火炖 1.5 小时，放入百合、椰子皇丁再炖 30 分钟，出锅前加少量盐调味。

［**药食解析**］椰子皇即干椰子肉，微甘、辛，性平。可补脾益肾，催乳。主治脾虚水肿，产妇乳汁缺少等症。百合宁心养心。与老母鸡合用可补虚催乳。

【 鲍鱼仔花菇汤 】

［**食材**］小鲍鱼 6 只，花菇 100 克，枸杞子 20 克。

［**配料**］盐、葱段、姜片各适量。

［**制作方法**］鲍鱼、花菇均提前一天泡发、洗净。鲍鱼切块。将所有食材放入锅中，加入适量清水，大火烧开后，加入葱段、姜片，转小火焖炖 1.5 小时，出锅前加入枸杞子和少许盐调味。

［**药食解析**］鲍鱼味辛，温平无毒，能通血脉，益阴气，补肝利肠。主治瘀血、血痹等。《饮膳正要》："鲍鱼味腥臭，无毒。主坠蹶腕折，瘀血，痹在四肢不散者，及治妇人崩血不止。"《本草纲目·鳞部》："煮汁，治女子血枯病伤肝，利肠中。"《绛雪园古方选注》："鲍鱼味辛，入足厥阴经，主治跌仆腿蹶腕折，得葱豉通乳汁。"花菇中含有较多蛋白质、脂肪、碳水化合物、B 族维生素及烟酸，多种人体必需的氨基酸，以及多糖类物质。具有滋补强身、醒脑益智的功效，可用于产后体虚。

【 花生黑鱼汤 】

［**食材**］花生 20 克，黑鱼 150 克。

［**配料**］橄榄油、葱、姜适量。

［**制作方法**］黑鱼清理干净。将橄榄油倒入锅中，将葱、姜放入煸炒，用大火炒至香，再将黑鱼倒入锅中，用小火正反煎至上色。锅内加入适量清

水没过黑鱼，同时加入花生。大火煮开后转小火再煮约 30 分钟。

［**药食解析**］黑鱼，学名醴鱼，味甘，性凉。归脾、胃、肺、肾经。补脾益胃，利水消肿。可催乳补血，治产后体虚。主治身面水肿，产后乳少等症。与花生相伍可补虚催乳。

【 花胶螺肉百合汤 】

［**食材**］花胶 100 克，螺肉 100 克，百合 10 克。

［**配料**］盐、葱花、生姜适量。

［**制作方法**］先把花胶、螺肉用温水浸泡 3 ～ 5 小时，清洗干净待用。把花胶、螺肉、百合、生姜一起放入锅中，加入适量清水，大火烧开后改小火煮 2 小时左右，出锅前加入葱花及适量盐。

［**药食解析**］花胶即鱼肚，是鱼鳔的干制品，因其富含胶质，故名花胶。花胶味甘，性平，具有滋阴、养肾固精、养血止血的作用，可用于便秘、体质虚弱、易疲劳、妇女产后。《本草纲目》云："鳔胶气味甘、咸，平，无毒……治妇人产难，产后风搐，破伤风痉，止呕血，散瘀血，消肿毒。"三者食材合用可养阴补虚宁心，养血活血。

【 黄豆猪蹄汤 】

［**食材**］猪蹄 250 克，黄豆 150 克（图 7）。

［**配料**］姜，葱，酒，盐，味精。

［**制作方法**］猪蹄用沸水烫后洗净，刮去老皮，加清水煮沸，撇去浮沫。黄豆浸泡 1 小时，姜洗净切片，大葱切段，备用；猪蹄内加入清水、姜片煮沸，撇沫；加上酒、葱及黄

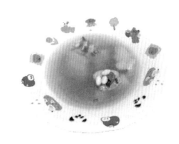

图 7　黄豆猪蹄汤

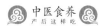

豆，加盖，用小火焖煮；猪蹄半酥后加盐，再煮 1 小时，加点味精出锅。

[**药食解析**] 本品可补钙通乳，气血双补。

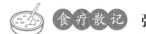 **粥**

　　粥清淡平和，新鲜糯软，营养丰富，熨帖暖心，从古以来就是一种"推陈致新，利膈益胃"（苏东坡语），滋补养生，延年益寿的居家食品。南方人早餐习惯喝粥，旧时仓廪不实之家晚餐也喝粥。

　　熬粥，抓多少米、舀几碗水，要拿捏分寸，细致讲究。熬粥还要火候适当，不温不火，温情守候。袁枚《随园食单》："见水不见米，非粥也，见米不见水，非粥也。"粥艺不精，水米交杂，不是稀得清汤寡水，就是稠得锅沿打勺。一锅好粥，要让水米融合，米粒一点点膨胀开化，在袅袅蒸气中溢出香味。北宋张耒《粥记》："每日清晨，食粥一大碗，空腹胃虚，谷气便作，所补不细，又极柔腻，与胃相得，最为饮食之妙诀。"普通人家，过日子就像煮粥，相濡以沫，质朴无华，暖心暖胃，韵味悠长。

　　张从正《儒门事亲》论证浆粥食养，食粥能培养中气，滋生津液，推陈致新，利膈益胃，延缓衰老。李时珍指出："煮米为糜，使糜烂也，粥浊于糜，育育然也，止消渴烦热。"陆游《薄粥》诗："老便黎粥美，病喜栗浆酸。"

　　清代美食家袁枚提倡喝粥："溽暑困人，脏腑疲劳，怕登饭颗之山，宜啜瓦缶之粥。一盂盛来，佐以瓜豆，徐徐而啖，口腹爽快。"意思是夏日炎炎，暑湿令人发困疲劳，不想吃饭，就喝碗粥吧，配着西瓜和豆子，慢慢吃，是很清凉解暑的。

　　郑板桥也喜欢在冬天的早晨喝粥，如扬州八怪郑板桥家书："暇日咽碎米饼，煮糊涂粥，双手捧碗，缩颈而啜之，霜晨雪早，得此周身俱暖。"

　　广东人吃海鲜粥，加入鱿鱼、虾仁、猪肚、海参、蛤蜊、葱姜、芫荽，清香鲜美，滋补开胃。山东曲阜羊肉粥营养丰富，温热暖身。潮州有生鱼粥，咸鲜入味，爽口不腻。传说慈禧太后进膳时，喝小米粥一小碗，要求稠稀适口，酥烂软糯，由御膳房掌案小德张专一伺候。

旧时上海早晚有小贩走街串巷挑担卖粥。担架上有个竹筒，用棒敲击，发出清悠的打更声。挑子的一头放着碗筷勺子，一头是裹着棉套的瓷缸，缸里便是熬得黏稠的白米粥。花几分钱，小贩舀起一勺白粥，倒在蓝边瓷碗里，再从一口小锅里舀上白糖莲心，盖在白米粥上，浅浅一层，晶莹剔透，赏心悦目，入口甜糯，别有风味。

中医先辈很早就注重粥的食疗作用。

《史记·扁鹊仓公列传》中提到仓公用"火齐粥"治疗齐王病。《伤寒论》中粥是作为重要的佐药出现的，如"桂枝汤，服已须臾，啜热稀粥一升余，以助药力"。

前清中医温病学家王士雄说，粥是世间第一补品，喝粥一年四季皆宜。白米粥营养丰富，穷人治病，每天喝浓稠米汤粥，能舒畅胃气，促进食欲，扶助正气，补充体力，是"穷人的人参"，平民养生，可从清晨一碗粥开始。

头痛脑热，发热感冒，酒醉反胃，空腹胃寒，熬上一锅白粥，趁热徐徐喝下，让身体微微出汗，瞬间神清气爽，身心酣畅。对于病初愈瘥、产后虚弱之体，粥养最宜。

产后第四周

产后第四周（第二十二至第二十八天），恶露已干净，食疗以养为主，维持身心健康，可以根据自己的体质和身体状况增加营养和滋养进补。建议保证身心愉悦、充足睡眠、乳汁通畅。喜欢西餐的产妇可以根据食材调整，注意要循序渐进，不可操之过急。身体出现一些不适的，可从前文"不同体质的主要症状与食疗宜忌"中选择相关内容，对症食疗进行自我调理。如有明显的产后病可以参考本书第四篇内容，或是在医生的指导下，结合饮食调理，改善体征，保养五脏，增强体质，使生命健康绵长。

产后第四周的建议食单见表7。

＊ 表7　产后第四周的建议食单 ＊

第四周	早餐	中餐	加餐	晚餐
第一天	豆浆小米粥，面包	芹菜牛肉丝，银鱼苋菜汤，米饭	＊三丁豆腐羹，苹果	猪肝炒油菜，白萝卜蛏子汤，花卷
第二天	鲜奶南瓜羹，草莓	豌豆炒虾仁，丝瓜蛋汤，米饭	红豆黑米粥	猪排炖黄豆芽汤，芦笋炒肉丝，馒头
第三天	豌豆粥，煮鸡蛋	菠菜鱼片汤，西红柿炒鸡蛋，米饭	珍珠三鲜汤，苹果	胡萝卜牛蒡排骨汤，清炒菠菜，牛奶馒头
第四天	腐竹小米猪肝粥	栗子黄鳝煲，青菜蛋花汤，米饭	＊糙米陈皮汤	＊三鲜冬瓜汤，豌豆炒虾仁，花卷
第五天	三鲜汤面	猪蹄茭白汤，西红柿烧豆腐，花卷	蔬菜豆皮卷	双菇炒鸡肉，西红柿炒鸡蛋，米饭
第六天	鸭肉粥，煮鸡蛋	肉片炒蘑菇，清炒芦蒿，米饭	香蕉	清蒸鲈鱼，西芹百合馒头
第七天	红枣银耳羹，茶叶蛋	三丝牛肉，莲藕，炖牛腩，米饭，	黑木耳红枣瘦肉汤，饼干	橙香鱼排，清炒茭白，米饭

产后第四周部分菜谱制作简介如下。

【三丁豆腐羹】

[**食材**] 豆腐100克，鸡胸肉、番茄、鲜豌豆各50克。

[**配料**] 盐、香油各适量。

[**制作方法**] 将豆腐块、鸡肉丁、番茄丁、豌豆放入锅中，大火煮沸后，

转小火煮 20 分钟。出锅时加入盐、淋上香油即可。

[**药食解析**] 豌豆味甘，性平。归脾、胃经。和中下气，通乳利水。主治产后乳少。与豆腐、鸡胸肉、番茄、鲜豌豆一起可补虚通乳，利水消肿。

【 糙米陈皮汤 】

[**食材**] 糙米 50 克，陈皮 10 克。

[**配料**] 盐适量。

[**制作方法**] 将锅烧热，加入糙米迅速翻炒片刻后，改成小火继续炒熟。换成砂锅，将炒熟的糙米与橘皮一同放入，加清水，用大火煮沸即可。

[**药食解析**] 糙米是指水稻脱壳后仍保留的含一些外层组织，如皮层、糊粉层和胚芽的米。味甘，性温。每 100 克糙米含有钙 7.0 毫克、蛋白质 2.6 克、碳水化合物 26.0 克、脂肪 0.3 克、膳食纤维 0.2 克，还含有较多的钾、镁、锌、铁、锰等微量元素。陈皮理气健脾，二者合用，不仅有益于产后营养的补充，还可以防止滋腻太过，产妇产生胃肠不适等症状。

【 三鲜冬瓜汤 】

[**食材**] 冬瓜 50 克，冬笋 50 克，西红柿 50 克，青菜 50 克，香菇 5 个。

[**配料**] 盐、葱、姜适量。

[**制作方法**] 冬瓜去皮去子后洗净，切块；冬笋、西红柿洗净切片；香菇提前泡发后，切去老根；青菜洗净掰断。将上述食材一同放入锅中，加清水煮沸，转小火再煮 20 分钟，至冬瓜、冬笋熟后出锅。

[**药食解析**] 本品含有较多食物纤维，可利水消肿，促进肠蠕动，防止产后便秘。

[**使用注意**] 肠胃虚弱的产妇不宜多吃本品。

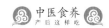

产后第五周

产后第五周（第二十九至第三十六天），产妇的身体基本复原，进补可以适当减少，但也不能一味节制，要达到膳食平衡。饮食宜重质不重量，按需进补。同时，要积极运动，防止产后肥胖，脂肪堆积。分娩后，产妇的激素水平又恢复到孕前，故皮肤开始变得粗糙、松弛。本周的推荐食单中可以加入美容养颜的食材，使产妇早日焕发神采。产妇可多食用各种新鲜水果和蔬菜，这些水果和蔬菜中都富含丰富的维生素C，具有消褪色素和美白的功效，如柠檬、西红柿、土豆、冬瓜、丝瓜、白菜等。

产后第五周的推荐食单可见表8。

＊ 表8　产后第五周的推荐食单 ＊

第五周	早餐	中餐	加餐	晚餐
第一天	小米粥，白馒头，炒鸡蛋	＊青柠煎鳕鱼，炒青菜，鸡蛋紫菜汤，米饭	橘子	荠菜馄饨，冬瓜排骨海带汤
第二天	牛奶香蕉糊，蓝莓	西红柿炒鸡蛋，凉拌黑木耳，木瓜鲫鱼汤，米饭	红豆汤，苹果	肉丝挂面，花卷
第三天	牛奶，全麦面包，煮鸡蛋	豆苗炒牛肉，玉米排骨汤，清炒西兰花，米饭	芒果牛奶露	猪肚炒杏鲍菇，土豆炖牛肉，炒菠菜
第四天	花卷，酸奶，猕猴桃	黑木耳腰花，＊菠菜鱼片汤，白菜炖豆腐，米饭	银耳莲子汤	鸡汤米线，清炒土豆丝，花卷，苹果
第五天	西红柿鸡蛋面，奶香小馒头	干贝芦笋，＊山药枸杞鸡汤，米饭	木瓜牛奶	清蒸鳜鱼，清炒油麦菜，木耳山药百合，米饭

第五周	早餐	中餐	加餐	晚餐
第六天	薏苡仁山药粥，蒸鸡蛋，草莓	*脆爽鲜藕片，栗子烧鸡，鳕鱼玉米汤，米饭	红枣银耳莲子羹	排骨炖玉米，西兰花炒牛肉，米饭
第七天	红枣黑米粥，荷包蛋，车厘子	花生煲猪蹄，秋葵炒木耳，鲫鱼香菇汤，米饭	芝麻核桃糊	糟溜鱼片，口菇炒鸡块，水煮娃娃菜，米饭

产后第五周部分菜谱制作简介如下。

【青柠煎鳕鱼】

［食材］鳕鱼肉 200 克，柠檬 50 克，鸡蛋 1 个。

［配料］盐、水淀粉各适量。

［制作方法］将鳕鱼肉洗净，切小块，加入盐腌制片刻；柠檬对切，将适量柠檬汁挤入鳕鱼块中。将鸡蛋磕入碗中，打散，备用。将腌制好的鳕鱼块裹上蛋液和水淀粉。油锅烧热，放入鳕鱼块煎至两面金黄即可出锅装盘。

［药食解析］鳕鱼属于深海鱼类，具有高营养、低胆固醇、易被人体吸收等优点。不但可健脑益智，而且能缓解产妇的抑郁情绪。

【菠菜鱼片汤】

［食材］草鱼片 100 克，菠菜 50 克。

［配料］盐、葱、姜适量。

［制作方法］现将鱼肉收拾干净，切成薄片。菠菜洗净切段。锅中放油烧热，葱切段，姜切丝，放入爆香，将鱼片放入略煎，加水焖煮 20 分钟，加

入菠菜段略煮，加入盐即可出锅。

[**药食解析**]草鱼性温，味甘。每 100 克草鱼肉含蛋白质 17.9 克、脂肪 4.3 克、热量 110 千卡、钙 36 毫克、磷 173 毫克、铁 0.7 毫克、维生素 B_1 0.03 毫克、维生素 B_2 0.17 毫克、维生素 PP 2.2 毫克。可温中健胃，祛风。主要用于治疗脾虚纳差、胃脘冷痛等症。与菠菜合用可补血健脾，健体延缓衰老。

【山药枸杞鸡汤】

[**食材**]山药 200 克，鸡半只，枸杞子 20 克，红枣 5 颗。

[**配料**]盐、葱花、姜适量。

[**制作方法**]将山药切成丁，鸡肉处理干净，切成块。取锅放入清水，将山药与鸡肉一同放入锅中煮，待煮开后加入枸杞子、盐与姜，盖上锅盖小火焖煮 1 小时至鸡肉烂熟。快好时撒入葱花。

[**药食解析**]本品可养阴补虚。

【脆爽鲜藕片】

[**食材**]莲藕 300 克，胡萝卜 70 克（图 8）。

[**配料**]盐、白醋、味精、香油各适量。

[**制作方法**]莲藕、胡萝卜均洗净，去皮、切片。将藕片、胡萝卜片放入热水中焯熟，捞起。将焯熟的藕片和胡萝卜片放入冷水中浸泡一下，取出，沥干水分。

[**药食解析**]本品可止血健脾和中。

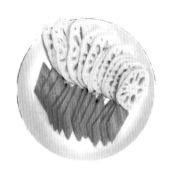

图 8　脆爽鲜藕片

产后第六周

产后第六周（第三十七至第四十二天），饮食重点宜放在促进新陈代谢、为瘦身做准备上。但瘦身要采取健康、科学的方法，不可盲目节食减肥。这个时期宜健康减重，既不盲目进补，又不轻易控制饮食减肥。需要平衡摄入与消耗，使机体达到平衡的状态。产后第六周是"大月子"的最后一周，同时也是瘦身的黄金周。一方面，产妇可以通过哺乳的方式让体内过多的营养排出，避免体内脂肪堆积；另一方面，产妇也需要同时进行适当运动，比如散步、慢跑等方式，使身体逐渐恢复到产前的状态，防止产后肥胖。这个时期，产妇可以多食用富含 B 族维生素的食物，如猪肉、动物肝脏、花生、全麦面包、蘑菇、茄子、木耳、茼蒿、紫菜等。

产后第六周的推荐食单可见表 9。

＊ 表9 产后第六周的推荐食单 ＊

第六周	早餐	中餐	加餐	晚餐
第一天	＊西葫芦鸡蛋饼	＊木瓜竹荪炖排骨，清炒菠菜	红豆薏苡仁汤	丝瓜虾仁糙米粥
第二天	当归红枣桂圆粥，馒头	韭菜炒鸡蛋，鲤鱼冬瓜汤，米饭	玉米面发糕	花卷，冬笋冬菇炒青菜，＊冬瓜肉丸汤
第三天	核桃芝麻粥，烧卖	紫菜豆腐汤，千层饼，西红柿炒鸡蛋	牛奶香蕉芝麻糊	清炒腰花，西芹百合，米饭
第四天	白萝卜粥，煮鸡蛋	韭菜炒鸡蛋，＊萝卜羊肉汤，米饭	玉竹百合苹果羹	清炒绿豆芽，丝瓜豆腐鱼头汤，米饭

续　表

第六周	早餐	中餐	加餐	晚餐
第五天	红薯山楂绿豆粥，苹果	*山药黄鳝汤，清炒西兰花，米饭	酸奶加坚果（核桃、开心果等均可）	南瓜粥，虾米炒冬瓜
第六天	山药莲子红枣粥，酸奶	虾仁炒韭黄，豆腐白菜汤，米饭	小米粥	炒猪肝，白萝卜海带汤，米饭
第七天	玉米饼，荷包蛋	*海带老鸭汤，清炒绿豆芽，鲜虾西芹，米饭	薏苡仁红枣百合汤	丝瓜炒毛豆，羊肉粉丝汤，米饭

产后第六周部分菜谱制作简介如下。

【西葫芦鸡蛋饼】

［**食材**］面粉 100 克，西葫芦 80 克，鸡蛋 2个（图 9）。

［**配料**］盐、葱、香菜适量。

［**制作方法**］西葫芦洗净擦丝，鸡蛋打散加盐。将西葫芦丝、葱、香菜放入蛋液，再加入面粉和适量盐、水，搅拌均匀。锅里放油，将面糊放入，煎至两面金黄后切块盛食即可。

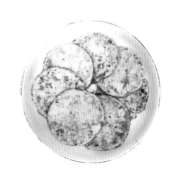

图 9　西葫芦鸡蛋饼

［**药食解析**］西葫芦富含膳食纤维，有利水消肿的功效。与面粉一同做成主食，可以减少产妇摄入碳水化合物，从而达到减肥瘦身的效果。

【木瓜竹荪炖排骨】

［**食材**］排骨 300 克，竹荪 25 克，木瓜 100 克。

［**配料**］盐、葱、姜适量。

［**制作方法**］竹荪用淡盐水泡发，剪小段、洗净；木瓜去皮、去籽，切块；葱切段，姜切片。排骨切块，放入沸水中煮 2 分钟后，撇去浮沫，加入姜、竹荪、木瓜，加盖用小火炖煮 1 小时，出锅前加盐调味。

［**药食解析**］竹荪有补气养阴、清热利湿的功效。现代研究表明，竹荪中含有半乳糖、葡萄糖、甘露糖和木糖等异多糖，具有滋补强壮、益气补脑、宁神健体的作用。木瓜味酸，性温。归肝、脾、胃经。有和胃化湿之功效。木瓜中含有大量的水分、碳水化合物、蛋白质、脂肪、维生素及多种人体所必需的氨基酸，能够增强身体抵抗疾病的能力。

【 冬瓜肉丸汤 】

［**食材**］猪肉糜 200 克，冬瓜 250 克。

［**配料**］料酒，生抽，姜片，鸡蛋，胡椒粉，淀粉。

［**制作方法**］肉馅放料酒、生抽、盐，少许胡椒粉、鸡蛋清；顺一个方向搅拌均匀，腌 20 分钟入味；冬瓜切块备用。水中入几片姜，搓好丸子氽入水中，再放入冬瓜，开锅 2 分钟后出锅即可。

［**药食解析**］本品可健脾益气，清热利水。

【 萝卜羊肉汤 】

［**食材**］羊肉 250 克，萝卜 250 克。

［**配料**］料酒，姜片，花椒，葱花，盐。

［**制作方法**］羊肉洗净，沥干血水切块，放入料酒，加姜片抓匀，腌制半小时。白萝卜洗净，去根须，切块。锅里倒油烧至六成热，放入葱段煸香，放入腌好的羊排肉，大火翻炒过油。锅里倒水烧开后放入羊肉，开锅后撇去

浮沫，放几粒花椒去腥，小火焖煮 2 小时。加入萝卜继续焖煮 1 小时，加盐、味精、葱花。

［**药食解析**］本品可补气养血，驱寒暖胃。

【 山药黄鳝汤 】

［**食材**］黄鳝 1 条，山药 1 段，黄芪 15 克，红枣 3 颗。

［**配料**］陈皮、姜、葱各适量，盐少许。

［**制作方法**］黄鳝宰杀，处理干净；红枣洗净，去核；山药去皮，洗净，切块；陈皮洗净；姜洗净，切片；葱洗净切成葱花。所有材料放入锅内，加入适量清水，大火烧开后改用小火炖煮。约 1 小时后，加入葱花，少许盐调味。

［**药食解析**］黄鳝味甘，性温，具有益气血、补肝肾、强筋骨、祛风湿等功效，可用于虚劳、腰痛、产后余沥不尽。黄鳝富含二十二碳六烯酸（DHA）和卵磷脂，故食用黄鳝可补脑健身。与山药、黄芪同用可增强益气养阴之效。

【 海带老鸭汤 】

［**食材**］老鸭 250 克，海带 100 克。

［**配料**］老姜，枸杞子。

［**制作方法**］老鸭洗净切块，海带洗净后切片，老姜拍烂待用，将鸭块倒入干锅中翻炒，待皮中的油爆出即可；水烧开后倒入炒好的鸭块、海带，加入备好的老姜、枸杞子，大火炖开后转小火炖至肉烂。

［**药食解析**］本品可健脾补肾，化痰消肿。

食 疗 散 记　羊肉

　　牛羊的饲养可追溯到远古时代，《周礼》："圜丘祀天""方丘祭地。"当时用牛、羊、猪三牲祭拜天地祖宗，牛称"太牢"，象征勤奋；羊称"少牢"，象征祥和；猪则象征富裕。

　　北方人豪爽，吃羊肉现杀现烹，称"手把肉"。大刀切块，清水煮熟，甚至整羊去蹄，放大锅里煮，越嫩越好，上桌不用佐料，最多蘸点盐水，美味爽口。也有将五花羊肉入锅煮熟，捞出沥干，入油锅炸至焦黄。再入汽锅加酱焖煮，熟后切块，外脆里嫩，走油不腻，酥香浓郁，温中暖下，营养丰富。

　　作家汪曾祺赞赏蒙古族群众好客。当地人出门，骑马背一条羊腿，日暮叩门投宿，解下羊腿，割肉烹烧，和主人吃饱喝足，一夜酣睡。翌晨启程，主人必送一条新羊腿让他背上。在草原上跑马，周而复始，出门背着一条腿，回家还是背着一条羊腿。

　　羊肉性温，御风寒，为全世界普遍的肉食品之一。李时珍《本草纲目》中记载羊肉能暖中补虚，补中益气，开胃健身，益肾气，治虚劳寒冷，五劳伤气。同时补益产妇，通乳治带，助元阳，益精血，是产后食疗的首选美食佳肴。

第三篇

产后康复调理食谱

妇女产后身体会发生不少变化，比如体质虚弱、身体肥胖、皮肤暗沉等。这些可以在饮食中进行调理，当然，也要配合适当的运动，比如瑜伽、散步、跑步等，加快人体的新陈代谢，促进身体对于营养的全面吸收，从而达到较佳的身体状态。

产后体质虚弱

妇女产后有多虚多瘀的特征。若一些产妇素体虚弱，但又不伴有其他产后疾病，处于亚健康状态，此时需要一些药食同源中药的帮助，以恢复气血，协调阴阳，恢复脏腑功能，增加乳汁分泌。产后体质虚弱大致可分为阳虚体质、阴虚体质、气血虚体质、气滞血瘀体质、痰湿体质，可根据症状判断产妇是何种体质，然后辨证施食，选择合适的食单。

阳虚体质的产妇可表现为面色㿠白，畏寒怕冷，尿频，夜尿多，腰膝酸软，性欲减退，月经色淡，经期延长，舌淡白，脉细缓。

阴虚体质的产妇可表现为两颧红，口燥咽干，手足心热，容易上火，夜间盗汗，月经易提前，色鲜红或暗红，舌红，脉动数。

气血虚体质的产妇可表现为面色苍白，唇甲颜色淡白，眼睛干涩不适，易头晕心悸，动则汗出，月经推后，月经量减少，甚至闭经，舌淡白边有齿痕，脉细弱。

气滞血瘀体质的产妇可表现为烦躁易怒，易发甲状腺结节、乳腺结节与小叶增生，容易痛经，产生子宫肌瘤，月经紫黑夹有血块，舌暗红，脉弦。

痰湿体质的产妇可表现为体形肥胖，腹部肥满，面部皮肤油脂较多，多汗且黏，痰多，口黏腻或甜，喜食肥甘甜黏，苔腻，脉滑。

实际各种体质可能合并存在，并不一定是单一属于某种证型，所以辨证施食并不是机械的、一成不变的，而是动态的，根据具体情况具体分析。以下是产后体质虚弱推荐的一些食单。

【 黑豆杜仲炖鸡汤 】

[**药材**] 黄芪、大枣、陈皮、小茴香、桂皮、杜仲、当归、三七、甘草、黑豆各 60 克。

[**食材**] 母鸡、乌骨鸡、鸽子、鸭子任选。

[**配料**] 盐、姜片适量。

[**制作方法**] 药材倒入锅中，用清水先浸泡 1 小时；将母鸡、乌骨鸡、鸽子或鸭子处理干净，切块。将食材倒入浸药材的锅中，大火煮开后，撇去浮沫，加入姜片，继续煮 1 个小时，出锅前加入适量盐调味。

[**药食解析**] 黄芪、大枣补中益气，陈皮、小茴香、桂皮温中健脾，杜仲、黑豆滋补肝肾，当归、三七活血化瘀，养血补血。本品适用于气虚血瘀型体虚产妇。

【 元气四物排骨汤 】

[**药材**] 小茴香、大枣、桂皮、熟地黄、老陈皮、甘草、白术、黄芪各 70 克。

[**食材**] 猪排骨、牛肉、羊肉任选。

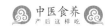

［**配料**］盐、姜片适量。

［**制作方法**］药材倒入锅中，用清水先浸泡 1 小时；将猪排骨、牛肉或羊肉处理干净，切块。将食材倒入浸药材的锅中，大火煮开后，撇去浮沫，加入姜片，继续煮 1 个小时，出锅前加入适量盐调味。

［**药食解析**］黄芪、白术、甘草、小茴香、大枣、桂皮补中益气，温中健脾；熟地黄滋阴养血；老陈皮理气和胃。本品适用于气血虚、阳虚型体虚产妇。

【 参芪山药鸡汤 】

［**药材**］山药、小茴香、桂皮、党参、黄芪、三七、大枣、杜仲、陈皮各 62 克。

［**食材**］母鸡、乌骨鸡、鸽子、鸭子任选。

［**配料**］盐、姜片适量。

［**制作方法**］药材倒入锅中，用清水先浸泡 1 小时；将母鸡、乌骨鸡、鸽子或鸭子处理干净，切块。将食材倒入浸药材的锅中，大火煮开后，撇去浮沫，加入姜片，继续煮 1 个小时，出锅前加入适量盐调味。

［**药食解析**］党参、黄芪、大枣补中益气，小茴香、桂皮、陈皮温中理气，山药健脾益肾，三七活血养血。本品适用于阴阳两虚、气血虚型体虚产妇。

【 四神煲猪肚 】

［**药材**］薏苡仁、芡实、莲子、茯苓、党参各 150 克。

［**食材**］猪肚一个。

［**配料**］盐、姜片、料酒、胡椒粉适量。

［**制作方法**］提前将薏苡仁、芡实、莲子、茯苓用冷水泡好，锅中放入水烧开，将猪肚放入，同时加入姜片、料酒。几分钟后捞出，除去内壁多余的脂肪，切成片。将薏苡仁、芡实、莲子、茯苓、党参及猪肚一起放入锅中，加入清水，大火烧开后撇去浮沫，改小火炖 2 小时后，加入适量盐、胡椒粉调味后出锅。

［**药食解析**］薏苡仁、芡实、莲子、茯苓组成四神汤，具有健脾祛湿、补肾利水的功效。合党参增强补气健脾。猪肚味甘、性温，归脾、胃经。可补虚损，健脾胃。本品适用于痰湿型体虚产妇，伴有带下量多。

【怀山参芪炖排骨】

［**药材**］怀山药、西洋参、黄芪、小茴香、桂皮、大枣、甘草、杜仲、陈皮、三七各 70 克。

［**食材**］猪排骨、牛骨、羊骨任选。

［**配料**］盐、姜片适量。

［**制作方法**］药材倒入锅中，用清水先浸泡 1 小时；将猪排骨、牛骨或羊骨切块。将食材倒入浸药材的锅中，大火煮开后，撇去浮沫，加入姜片，继续煮 1 个小时，出锅前加入适量盐调味。

［**药食解析**］山药、西洋参、黄芪养阴益气健脾；小茴香、桂皮、大枣、陈皮温中理气健脾；杜仲补肾理虚；三七养血活血。本品适用于阴阳气血均虚型体虚产妇。

【美颜四物鸡汤】

［**药材**］玫瑰花、小茴香、黄芪、大枣、陈皮、桂皮、熟地黄、杜仲、当归、甘草、白术各 70 克。

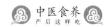
［**食材**］母鸡、乌骨鸡、鸽子、鸭子任选。

［**配料**］盐、姜片适量。

［**制作方法**］药材倒入锅中，用清水先浸泡 1 小时；将母鸡、乌骨鸡、鸽子或鸭子处理干净，切块。将食材倒入浸药材的锅中，大火煮开后，撇去浮沫，加入姜片，继续煮 1 个小时，出锅前加入适量盐调味。

［**药食解析**］玫瑰花味甘、微苦，性温。归肝、脾经。可理气解郁，和血调经。小茴香、黄芪、大枣、陈皮、桂皮、白术温中理气，健脾益气。熟地黄、杜仲养阴益肾，当归养血活血，甘草调和诸味。本品适用于气滞血瘀型体虚产妇。

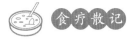 **食疗散记** 鸭

　　中国养鸭历史久远，《尔雅》有伏羲用网捕绿头野鸭记载。当时将野鸭称"凫"，家鸭为"鹜"。秦汉时期，鸡、鸭、鹅为人们驯养的三大家禽。鸭子作为餐饮佳肴，品种繁多。清《随园食单》就记载有蒸鸭、挂卤鸭、干蒸鸭、鸭脯、糊涂鸭、野鸭团、火夹鸭、风鱼鸭、黄焖鸭、八宝鸭、胡葱鸭等。上海受市民欢迎热销的有烤鸭、酱鸭、卤鸭、盐水鸭、八宝鸭、香酥鸭、芋芳扁尖老鸭汤。并以光明邨、大富贵、老人和的酱鸭，城隍庙老饭店的卤水鸭，燕云楼的烤鸭最负盛名。不光是鸭肉，鸭的什件也都能做出好菜，最有名气的有芙蓉鸭舌、糟香鸭肫、椒麻鸭掌、汤爆鸭肠、糟蒸鸭肝、烩鸭杂碎、烩鸭腰。

　　鸭肉性寒，味甘、咸，归脾、胃经，大补虚劳，滋五脏之阴，清虚劳之热，补血行水，养胃生津，止咳息惊，消螺蛳积。鸭肉所含脂肪酸熔点低，易于消化。同时含 B 族维生素、维生素 E，可治疗脚气病、神经炎、多种炎症，延缓衰老。还含有烟酸，是人体重要辅酶成分之一，对心梗有保护作用。鸭是食疗的重要食材，上述的"十全温补鸡汤""参茸八珍鸡汤""美颜四物鸡汤"中的鸡，也可以换用鸭制作。

中外闻名的北京烤鸭，起源于南北朝时期的建康（南京）。当时称为"炙鸭"（《食珍录》记载），唐代有"明火暗味烤活鸭"，宋代有"埋鸭于糖灰中烤而熟之"，元代将羊肚、调料置于鸭腹内，投入焖炉，"火力文而不烈"。上桌外皮焦黄，肉质鲜嫩，入口"一咬就流油"。

明洪武元年（1368年）朱元璋建都应天（南京）。明宫御厨取南京肥厚多肉的湖鸭，炭火烘烤，上御膳吃口酥香，取名"南京烤鸭"。据称明太祖能"日食烤鸭一只"。至永乐年间，明成祖朱棣迁都北京，烤鸭技术由此带到北京，出现北京烤鸭。最早经营烤鸭的"便宜坊"于明永乐十四年（1416年）挂牌，与其后1864年挂牌的"全聚德"是两大品牌。此外制售烤鸭的还有六合坊、祯源馆。

"北京烤鸭"选用北京填鸭（由帝王游猎捕获纯白鸭衍变而来），饲养于玉泉山水沙河流中，入冬不冻。北京填鸭喝矿泉水，吃矿泉鱼虾水草，养到2千克左右，强制喂食六十天，重达3千克，体躯肥壮（肥瘦分明），皮薄脯大，不腥不酸，适于烤炙。将其宰杀洗净，撑膛晾皮，抹糖，入炉分挂炉烤、焖炉烤、叉烧烤。挂炉一般以枣、桃、杏等质地坚硬果木为燃料，无烟、底火旺、燃烧时间长。鸭子在烤炉中挂起，明火烤制。用挑杆有规律地调换位置，使受热均匀。焖炉，则关上炉门，由炉内秫秸炭火和烧热炉壁（暗火）焖烤，曾是便宜坊的招牌菜。

鸭子出炉后趁热刷上一层香油，增加皮面光亮，去除烟灰，外观饱满、色泽红艳，油亮酥脆，香气四溢。皮脆里嫩，肉质洁白细嫩，口味鲜美，肥而不腻。趁热将鸭子片成薄片，然后再片鸭肉，要片片有皮带肉，薄而不碎，酥脆香美，大小均匀（4千克鸭子片出108片鸭肉片），裹在荷叶饼或空心芝麻饼中，配甜面酱、清口解腻的黄瓜条、大葱丝、蒜蓉，一起吃。

旧时烤鸭时，鸭腔里面灌水，外烤内煮，鸭熟则汁水鲜透。趁热把酒酿蜜卤倒进汤汁，浇上糖、米醋、精盐，成红汤老卤，与片鸭同时上桌。

有文人题咏《忆京都词》："忆京都，填鸭冠寰中，焖烤登盘肥而美，加之炮烙制成尤工。"《竹叶亭杂记》："亲戚寿日，必以烧鸭相馈遗。"

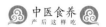

"冬、春、秋三季吃烤鸭味最佳，肉质肥嫩，同时用鸭卤下菜汤面，极鲜美。"

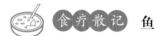 **鱼**

老上海卢湾区大平桥，当地有家"砂锅饭店"以"青鱼全宴"著名，整桌菜以青鱼为食材，鱼头、鱼籽、鱼肝、肚当、划水……旺火起锅，爆炒慢烹，上桌都是风味独特的美味佳肴，连鱼鳞、鱼皮都做成水晶脍和烧卖，精彩纷呈，别有意蕴。

最好吃的是"汤卷"，就是青鱼肠子，最好是江南水浜养的"乌青"，鱼肠用盐、醋反复搓揉，冲洗干净，切段，入锅焯至半生熟，再用高汤烧煮。上桌清香醇厚，肥腴厚实，软糯韧滑，略有嚼劲。与之相媲美的是炒卷，改汤为炒，红烧、薄芡、浓油赤酱，弹性十足，是一款佐酒佳肴。

本帮菜馆"老正兴"的鱼也做得很地道。

同治元年（1862年），四明人祝正本、蔡仁兴来沪合伙经营餐饮，各取二人名字中一字为铺名"正兴馆"。正兴馆吸收苏锡帮长处，做上海风味菜肴，取本地鱼虾蔬菜，红烧、蒸煮、煨炖、油炸、醙糟、生煸……浓油赤酱，软糯滑嫩，咸中带甜，油而不腻。做出牌子后，生意兴隆，冒名者纷起，于是本店在招牌上加老字，成"老正兴"本帮餐馆。

"老正兴"在市中心人民广场附近，他们的松鼠鳜鱼也做得地道，香脆不腻、咸甜适口。还有糟香鲥鱼，丰腴柔嫩，爽口不腻。实惠点叫只鱼头粉皮砂锅，起锅撒一把青蒜叶，蒜香浓郁，入口酥烂，回味无穷。

青鱼性平味甘，归脾、肝、胆经，滋阴养血，健脾和胃，清肝明目，化湿和中，可辅助治疗脾胃虚弱、头晕眼花、气虚乏力、未老先衰。青鱼肉质细嫩，蛋白质含量超过鸡肉，还含有丰富的硒、碘等微量元素，是产后食疗的首选食材之一。

上海地方还有很多特色的鱼。

糖醋鲤鱼，旺火热油炸到金黄酥脆，糖醋浓汁兜头一浇，有头有尾，色香味俱全，十全十美。

清蒸白水鱼，软玉温香，淡静朴素，风致别具，入口鲜美。

红烧鲴鱼，晶亮泽润，色浓味厚、酱汁浓郁，滑嫩鲜香，油而不腻，鱼皮还特别有韧性。苏东坡诗《戏作鲴鱼一绝》："粉红石首仍无骨，雪白河豚不药人，寄语天公与河伯，何妨乞与水精鳞。"

奶汤鲫鱼，柔滑肥厚、滋润饱满、浓郁鲜美，醇厚的汤卤小火慢炖，心思独妙，蔚成一格。

本帮熏鲳鱼，色泽鲜亮，外脆里嫩，香气浓郁，富含汁水，口感丰腴嫩滑，沁出异香。

松鼠鳜鱼，划出菱背后清油氽炸，柠檬、山楂、番茄酱调配蜜汁，"嗞啦"一浇，激发鲜味，撒上松仁果丁，上桌金黄松脆，色型美观，香气四溢，酸甜可口。

甬江状元楼的糖醋黄鱼，洗净晾晒，鱼身开刀，热油锅炸至金黄。捞起沥干，再入锅，放葱姜、料酒、酱油、糖醋，加配小豌豆、笋丝、胡萝卜丝、火腿丝，勾芡"汁腻"。上桌外脆里嫩，酸甜可口。

太湖鲈鱼，去皮剔骨切片，旺火炙烤，热气蒸腾之际，端上台面。鱼鳍张开，鱼肉铺张，一筷下去，肉质纷披，雪白粉嫩，如花瓣散落，口感细嫩，鲜嫩脆爽。

朱家角鳑鲏鱼，遍体锦鳞，成双结对，水草浅滩，布网捕捞，鱼贱价低，乡人争相抢购。去鳞洗净，摘去内脏，入油锅氽，香脆可口。晾晒鱼干，放葱、油、上锅蒸食，风味别具，鲜香满屋，堪为美味。

芦潮港塘鳢鱼，圆鳞黑鳃，长鳍短尾，沿岸浅滩，土生土长。油烹、红烧、白灼、煮汤，各有风味。开膛剖肚，洗涮入锅，放生姜料酒，旺火煮开，小火焖炖十来分钟。上桌回味悠长，内涵丰富。鱼肉洁白细嫩，用来下酒，鱼汤浓郁乳白，最是下饭。

产后肥胖

产后肥胖是由于与妊娠相关的内分泌负担超过下丘脑的功能阈值，导致下丘脑功能失调，脂肪代谢紊乱，从而脂肪堆积，体重增加，身体呈现肥胖的一种亚健康状态。医学上也称为"生育性肥胖"或"母性肥胖综合征"，是较为常见的产后代谢紊乱表现。

食疗减脂食物可选用有益脂肪、多纤维蔬菜、优质碳水、优质蛋白、低糖水果。

有益脂肪包括坚果、牛油果、椰子、三文鱼、亚麻籽、橄榄油、菜油、奶酪。多纤维蔬菜包括胡萝卜、冬瓜、西兰花、花菜、荷兰豆、西红柿、红椒、紫甘蓝。优质碳水包括燕麦、紫薯、全麦面包、玉米、薏苡仁、意面、山药、红豆。优质蛋白包括鸡蛋、虾仁、牛肉、鸡胸肉、牛奶、龙利鱼、瘦肉、羊肉。低糖水果包括蓝莓、火龙果、奇异果、柚子、苹果、柠檬。

以下是建议的一些减肥食谱可供参考。

早餐搭配：① 饮品，柠檬茶、黑咖啡、绿茶。② 碳水，红豆薏苡仁粉、全麦面包、玉米。③ 植物蛋白，鸡蛋、牛奶、酸奶。④ 水果，蓝莓、火龙果、奇异果。

午餐搭配：① 碳水，紫薯、意面、山药。② 动物蛋白，龙利鱼、瘦猪肉、牛羊肉。③ 蔬菜，冬瓜、西兰花、花菜。④ 脂肪，坚果、牛油果、椰子油。

晚餐搭配：① 碳水，燕麦、紫薯、玉米。② 蔬菜，荷兰豆、西红柿、红椒。③ 水果，柚子、奇异果、苹果。

减肥食谱是确保产妇产后的基本营养需要，不会影响乳汁分泌。如有乳汁不丰、不足喂养的个别情况，产妇可以多吃催乳食物，常见催乳食物有黄豆芽、豆制品、黑豆、红薯、黑芝麻、红皮花生、黄花菜、鸡爪、坚果、鲫鱼、茭白、莲藕、木瓜、丝瓜、豌豆、王不留行、莴笋、玉米、猪蹄。

中医认为产后肥胖可由过食肥甘厚味、缺乏运动、痰湿、湿热、七情等病因所导致，病机可归纳为阳气虚衰、痰湿偏盛。可选用益气健脾等功效的食物。以下是产后肥胖的建议食单。

【 醋炒卷耳菜 】

[**食材**]水发木耳 50 克，卷心菜 250 克（图 10）。

[**配料**]酱油、橄榄油、麻油、醋、白糖、湿淀粉、精盐各适量。

[**制作方法**]木耳洗净，卷心菜洗净。炒锅放入橄榄油，待油热，即放入木耳、卷心菜煸炒，加入酱油、橄榄油、麻油、醋、白糖，烧滚后用湿淀粉勾芡，加醋，淋上麻油起锅装盆即可。

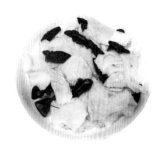

图 10 醋炒卷耳菜

[**药食解析**]木耳味甘、性平。归肺、脾、大肠、肝经。《神农本草经》云："（木耳）益气不饥，轻身强志。"《随息居饮食谱》云："（木耳）补气耐饥。"现代研究表明，木耳有降血脂及抗动脉粥样硬化的作用。卷心菜富含丰富的维生素 C，具有很强的抗氧化作用，能降低体内血清胆固醇和三酰甘油水平。其热量很低，适合减肥期间食用。

【 萝卜香菇汤 】

[**食材**]白萝卜 500 克，水发香菇 50 克，豌豆苗 25 克。

[**配料**]料酒、盐、豆芽汤各适量。

[**制作方法**]将白萝卜洗净去根，切成细丝，下沸水锅中焯至八成熟，捞出放入碗内；将豌豆苗去杂洗净，下沸水锅内稍焯捞出；将水发香菇去杂

洗净，切成丝。锅内加入豆芽汤、料酒、盐，烧沸后撇净浮沫，将萝卜丝、香菇丝分别下锅，烫一下捞出，放在碗内；汤继续烧沸，撒上豌豆苗，起锅浇在汤碗内即可。

[**药食解析**]白萝卜性凉，味辛、甘。归脾、大肠、肺、胃经。可宽中下气，消食化痰，定喘。现代研究表明，白萝卜含有芥子油，可促进脂肪的消耗，达到减肥的目的。

【 芹菜红枣汤 】

[**食材**]芹菜250克，红枣10克。

[**配料**]葱段、花生油适量。

[**制作方法**]将芹菜去根须，去老叶，洗干净切段。红枣洗净。锅置火上，加入花生油烧热，放入葱段煸香，再加入芹菜段煸炒，放入适量水、红枣、盐，炒匀至熟即可。

[**药食解析**]芹菜味甘、苦，性凉，有祛热、止血、养肝、祛风、利湿等功效。芹菜含有胡萝卜素、维生素 B_1 及铁、钙等成分，还含有蛋白质、脂肪和大量粗纤维。配以味甘性平、和中养血的大枣，可减肥补血，健脾祛湿。

【 冬瓜炖鲤鱼 】

[**食材**]冬瓜250克，鲤鱼1条。

[**配料**]料酒、盐、葱段、姜片、花生油各适量。

[**制作方法**]将冬瓜去皮与瓤洗净，切成片；将鲤鱼除鳞，去鳃、去鳍、去内脏洗净。把鲤鱼下入油锅内煎至金黄色，然后锅中加入适量清水，加入冬瓜片、料酒、盐、葱段、姜片，煮至鱼熟瓜烂，即可出锅食用。

[**药食解析**]冬瓜味甘淡，性凉，具有清热止渴、化痰利尿的作用。鲤

鱼含蛋白质、脂肪、钙、磷、铁、多种氨基酸，有利水消肿、健脾和胃、下气通乳、清热消毒的功效。二者合用可减肥消脂，同时可以下乳。

除了通过饮食减肥之外，还可以通过瑜伽、跑步等运动疗法，也可以按揉曲池、天枢、水道、丰隆、阴陵泉等穴位，这些方式对于减肥均有助益作用。

《素问·刺法论》云："正气存内，邪不可干。"现代医院研究证明，体内营养缺乏也会导致相关疾病，如蛋白质和碳水化合物缺少会引起肝功能障碍，维生素缺乏会引发夜盲症、脚气病、口腔炎、坏血病、软骨病等，缺钙会骨质疏松，缺铁会贫血，缺锌会身体发育不良。所以不能一味地减肥而使营养失于均衡。

产后黄褐斑

黄褐斑是一种常见的色素沉着性疾病，与内分泌，特别是性激素失调密切相关。黑色素代谢障碍、表皮通透屏障功能受损、炎症反应、血流淤积是本病发生的主要机制。本病多见于生殖活动期的妇女，妊娠期与产后女性尤为多见。皮损常对称分布于颜面颧部及颊部而呈蝴蝶形，也可累及前额、鼻、口周或颏部。中医认为黄褐斑属于"面黚""面尘""黧黑斑"等范畴，本病多因肾水不足，或肝郁气结，郁久化热，灼伤阴血致使颜面气血失和而发病。饮食上宜多食富含维生素 C、维生素 E、维生素 A、B 族维生素的食物。

【八宝化斑粥】

[食材] 薏苡仁 10 克，莲子 15 克，生芡实 10 克，生山药 30 克，白扁

豆 10 克，赤小豆 15 克，大枣 10 枚，粳米 100 克。

[**制作方法**] 将上述诸药加水适量，煎煮 40 分钟，再放粳米，继续加水，煮熟成粥。

[**药食解析**] 薏苡仁、莲子、生山药、白扁豆有参苓白术散之意，可健脾益气。合生芡实、赤小豆、大枣、粳米可健脾祛湿，美白化斑。

【牛奶核桃仁芝麻糊】

[**食材**] 牛乳 300 克，核桃仁 30 克，豆浆 200 克，黑芝麻 20 克。

[**制作方法**] 先将核桃仁、黑芝麻放粉碎机中粉碎，与牛乳、豆浆调匀，放入锅中煮沸。再加白糖适量。

[**药食解析**] 本品可润肤美颜。

【猪蹄桃花美肤粥】

[**食材**] 猪蹄 1 个，桃花（干品）1 克，粳米 100 克。

[**配料**] 细盐、酱油、生姜末、葱花、香油、味精各适量。

[**制作方法**] 将桃花焙干，研成细末，备用，淘洗净粳米。将猪蹄去毛，刮洗干净，把皮肉与骨头分开，置铁锅中，加适量清水，旺火煮沸，撇净浮沫，改小火炖猪蹄至烂熟时将骨头取出，加入粳米及桃花末，继续用小火煨粥，粥成时加入细盐、酱油、生姜末、葱花、味精、香油，拌匀。

[**药食解析**] 桃花味苦，性平。归心、肝、大肠经。《神农本草经》云桃花可"令人好颜色"。功效可利水通便，活血化瘀。桃花与猪蹄、粳米合用可补气通乳，丰肌美容，化瘀生新。适用于脸有色斑的哺乳女子。既可通乳，还可祛斑，补益身体。月经血量过多者禁服。

【 美颜去斑汁 】

[**食材**] 芹菜、红萝卜各 50 克，苹果半个，雪梨 1 个，柠檬 1/4 个。

[**制作方法**] 取上述食材放入榨汁机中榨汁，1 次饮完，每周 2 ～ 3 次。

[**药食解析**] 苹果含有苹果酸、枸橼酸、酒石酸、胡萝卜素、维生素 A、B 族维生素、维生素 C 等营养物质；雪梨能生津止渴，润肺止咳，还能滋润肌肤，美容养颜；柠檬中含有丰富的维生素 C，每 100 克柠檬汁中维生素 C 可高达 22 毫克，此外还含有钙、磷、铁和 B 族维生素等。柠檬可防止和消除皮肤色素沉着，有"美容水果"之称。与芹菜、红萝卜合用可美容去斑。

【 柠檬汁 】

[**食材**] 柠檬、冰糖适量（图 11）。

[**制作方法**] 将柠檬榨汁，加冰糖适量服用。

[**药食解析**] 常饮柠檬汁，不仅可白嫩皮肤，防止皮肤血管老化，去除面部色素斑，而且还具有预防动脉硬化作用。

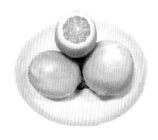

图 11　柠檬

【 葡萄雪梨汁 】

[**食材**] 葡萄 300 克，雪梨 100 克，甘蔗 200 克，蜂蜜 100 克。

[**制作方法**] 将雪梨、甘蔗、葡萄洗净取汁，与蜂蜜混合。每次 2 匙，每天 2 次，开水兑服。

[**药食解析**] 葡萄堪称水果界的美容大王，其含有大量葡萄多酚，具有抗氧化功能，能阻断游离基因增生，有效延缓衰老，它还含单宁酸、柠檬

酸，有强烈的收敛效果及柔软保湿作用。另外，葡萄果肉蕴含维生素 B_3 及丰富矿物质，可深层滋润、延缓衰老及促进皮肤细胞新生。诸食材一起可祛斑润肤。

产后脱发

产后脱发是指产妇出现的头发异常脱落的现象。现代医学认为，产后脱发主要是由于孕妇分娩后体内雌激素水平下降引起的。中医认为，导致产后脱发的病因包括气血不足、肝肾阴虚、气滞血瘀、痰浊阻滞、血虚风盛等。推荐用补气养血、滋补肝肾、活血化瘀、化痰祛湿等功效的食材与中药。具体推荐食单如下。

【 黑红粳米粥 】

［**食材**］黑芝麻、红枣各 50 克，粳米 100 克。

［**配料**］少量白糖。

［**制作方法**］将黑芝麻炒香，碾成粉末备用；红枣洗净；粳米淘洗干净；锅内加入清水适量，先用大火烧热，加入粳米、黑芝麻粉、红枣煮沸后，改用小火慢慢熬煮成粥即可。食用时可加入白糖调味。

［**药食解析**］本品可滋补肝肾，乌发健体。

【 枸杞山药枣粥 】

［**食材**］山药 10 克，枸杞子 30 克，大枣 10 枚，粳米 100 克。

［**制作方法**］将粳米、山药、枸杞子、大枣（去核）分别洗净，一同放入砂锅，加入清水适量，如常法煮粥。煮至粳米烂熟时，加入冰糖，再煮至粥沸即成。

［**药食解析**］本品可滋阴补肾，乌发，延缓衰老。

第四篇

产后病食谱

妇女在产后及产褥期内发生的与分娩或产褥有关的疾病，称为"产后病"。

妇女由于分娩用力、出汗、产创和出血，致使阴血骤虚，虚阳浮散。产后精神疲软，气血两亏，脉络失养，百脉空虚，表卫不固，腠理松弛，一旦起居失慎，风寒湿邪乘虚而入，稽留于筋脉、骨节、肢体之间，气血凝结，不通为痛。

《医宗金鉴》："古之胎前无不足，产后无有余，此其常也，然胎前虽多余之症，亦当详察其亦有不足之时。产后虽多不足之病，亦当详审其每夹有余之症也。"本病本虚标实，以"多虚多瘀"为主要的病机特点，重在补气养血，卫护经络，安和五脏，培本滋源，补中有通治其本，温而有散治其标。使阳生阴长，营阴得复。

"盖百骸皆滋养于脾，脾旺自能摄血也。"产后不论何病皆宜调养气血，而调养气血重点在脾，本着产后宜温宜补和"勿拘于产后，亦勿忘于产后"的原则，产妇起居饮食或是选方用药，需照顾气血，顾护胃气，行气勿过于耗散，化瘀勿过于攻逐，消导必兼扶脾，寒证不宜过用温燥，热证不宜过用寒凉，补虚不滞邪，攻邪不伤正。

产后发热

产后发热相当于西医产褥感染、产褥中暑、产褥期上呼吸道感染，是指产褥期内，出现发热持续不退，或低热持续，或突然高热寒战，并伴有其他症状者。产后 1 ～ 2 天，由于产妇阴血骤虚，营卫失于调和，常有轻微的发热，不兼有其他症状者，属生理性发热，一般能在短时间内自然消退。亦有在产后 3 ～ 4 天泌乳期间有低热，俗称"蒸乳"，也非病态，在短期内会自然消失。

产后发热，始见于《素问·通评虚实论》："乳子而病热……手足温则生，寒则死。"《金匮要略·妇人产后病脉证治》载有产后发热条文三条。《诸病源候论》最早阐述本病病因病机，提出产后发热病因有风邪、阴阳不和、寒伤、热伤、瘀血等。引起产妇发热的原因有很多，产妇体质虚、孕期贫血、营养不良、孕期卫生不良、慢性疾病、胎膜早破、羊膜腔感染、产科手术操作不慎、产程延长、产前产后出血过多、多次宫颈检查等，均可以成为产褥腹痛的诱因。临床表现为新产后发热恶寒，乍寒乍热，低热缠绵。或持续发热，突然寒战高热等。

产后发热可分为感染邪毒证、外感风寒证、外感风热证、血瘀证和血虚证。主要病机有外邪袭表、营卫不和、感染邪毒、正邪交争、败血停滞、阳气外散等。产后发热，临证应根据发热的特点、恶露、小腹痛等情况及相关症状，分清虚实轻重，辨证施治。常用方剂有解毒活血汤、荆穗四物汤、银翘散、生化汤和八珍汤。常用中成药有安宫牛黄丸或紫雪丹，适用于感染邪毒证。

产后营养不良，产妇会出现浑身乏力、食欲减退、奶水不足，甚至身体虚弱低热的症状，这也属于产后发热的范畴。

产后发热推荐食单如下。

【黄花木耳拌豆芽】

[食材] 绿豆芽 300 克，黄花菜 30 克，木耳 15 克，生姜 10 克。
[配料] 米酒、醋各 5 毫升，麻油 5 克，酱油 10 毫升，食盐少许。

［**制作方法**］绿豆芽洗净，黄花菜、木耳洗净、泡发，切成丝。生姜洗净，捣烂取汁，与米酒、麻油、酱油、醋、食盐一起搅匀，配成调味汁备用。将绿豆芽、黄花菜、木耳一起投入沸水内焯熟，捞出沥干水分后倒入盘内，加入调味汁适当调味即成。

［**食用方法**］每天 1 次，单食，或配饭食用。

［**药食解析**］本品可清热解毒，滋阴壮阳，生津止渴。适用于产后发热，下腹疼痛，恶露量多，口渴心烦，大便秘结，小便短赤等。

【 桂圆地黄粥 】

［**食材**］桂圆 12 克，熟地黄 15 克，粳米 60 ～ 100 克。

［**配料**］冰糖适量。

［**制作方法**］将桂圆、熟地黄洗净，用纱布包好，同粳米共放砂锅内，加水适量，用小火煮至米熟后，去药包加冰糖，稍煮片刻即可。

［**食用方法**］早、晚佐餐食用。每天 1 剂，连服 3 ～ 5 剂，每天 1 次，单食。

［**药食解析**］本品可滋阴补血，益精养髓，安神宁心。适用于产后失血较多，身有微热，内热烦渴，头晕目眩，心悸少寐，腹痛绵绵，手足麻木，自汗，产后血虚发热者。

【 桃仁莲藕粥 】

［**食材**］桃仁 10 克，鲜莲藕 150 克，粳米 60 克。

［**配料**］白糖 15 克。

［**制作方法**］桃仁洗净、捣烂，加水适量滤取汁备用。莲藕洗净，用果汁机绞取汁备用。粳米淘洗干净，放入锅内，加入清水适量，如常法煮粥，

粥将成时加入桃仁汁、莲藕汁，再煮 10 ～ 15 分钟，加入白糖，搅匀溶化即成。

[**食用方法**] 每天 1 ～ 2 次，温热食用。

[**药食解析**] 桃仁味苦、甘，小毒。归心、肝、大肠经。可活血祛瘀，润肠通便。主治痛经，血滞经闭，产后瘀滞腹痛，癥瘕结块，跌打损伤，瘀血肿痛。莲藕，味甘，性寒。归心、肝、脾、胃经。清热生津、凉血、散瘀、止血。主治热病烦渴，吐衄，下血。本品可祛瘀解热，镇痛抗炎，凉血止血。适用于寒热时作，恶露不下，或下亦甚少，色紫黯有块，小腹刺痛拒按，口干但不欲饮，大便燥结，产后血瘀发热者。

【 荆芥葱豉粥 】

[**食材**] 荆芥 12 克，淡豆豉 6 克，葱白 2 根，小米 80 克。

[**制作方法**] 先将小米用水淘净后放入锅内，加水适量，煮沸后加入葱白、豆豉、荆芥，再煮至米烂后即可食用。

[**食用方法**] 每天 1 次，早晚温服，连服 7 天。

[**药食解析**] 本品可利肺通阳，解热镇痛，发汗解表，通乳止血。适用于产后恶寒发热，头痛头晕，肢体疼痛，阴寒腹痛，乳汁不通，二便不利，或见咳嗽，流涕，产后外感发热者。

【 赤芍牡丹皮粥 】

[**食材**] 赤芍 12 克，牡丹皮 10 克，蒲公英、野菊花各 20 克，粳米 60 ～ 100 克。

[**制作方法**] 上述四味共放砂锅内，加水适量，煎取药汁共 3 次，最后去渣合并药汁，与粳米共煮稀粥食用。

[**食用方法**] 早晚温服，每天 1 剂。连服 5 天。

［**药食解析**］本品可清热解毒，凉血消肿，消炎止痛。适用于感染邪毒，灼热寒战，小腹疼痛拒按，恶露量多或少，色紫黑如败酱，有臭味，烦躁口渴，尿少色黄，痈肿疮疡，产后感染发热者。

【 苏叶荆芥汤 】

［**食材**］紫苏叶 9 克，荆芥 6 克，绿茶 5 克，生姜 2 克。

［**配料**］冰糖 25 克。

［**制作方法**］生姜洗净切片，与紫苏叶、荆芥、绿茶一起放入锅内，加水约 500 毫升，小火煮沸约 5 分钟，取汁，再加水复煎，两次共取药汤 600 毫升，用双层纱布过滤，装入碗内。然后将冰糖加水 50 毫升煮沸溶化后兑入药液内。

［**食用方法**］温热饮服，半小时 1 次，分两次服完。

［**药食解析**］本品可疏风散寒，抑菌解毒，镇咳化痰。适用于恶寒发热、头痛鼻塞，目赤肿痛，咳嗽，流涕，胸腹胀满，恶心呕吐，产后外感风寒发热者。

【 黄芪当归羊肉汤 】

［**食材**］黄芪 30 克，当归 10 克，羊肉 500 克。

［**制作方法**］将羊肉洗净切块，加水适量煮沸，然后加入黄芪、当归，以小火煎煮 1 小时左右，去当归、黄芪。

［**食用方法**］喝汤吃肉，亦可早晚分服，每天 1 次。

［**药食解析**］本品可滋阴清热，益肾补虚，调和营卫，气血双补。适用于产后有发热现象，但热度不高，自觉有汗，面色潮红，耳鸣心悸，头晕眼花，体弱乏力，气血不足，腹胀疼痛，肠燥便秘，产后血虚之发热者。

【益母山花饮】

［**食材**］益母草 30 克，山楂、金银花各 9 克。

［**配料**］冰糖适量。

［**制作方法**］将益母草、山楂、金银花洗净放锅内，加水 600 毫升。煎取 300 毫升，加水复煎，将 2 次药液合并，加入冰糖溶化后，即可温热服用。

［**食用方法**］每天 1 次，连服 5 ～ 7 天。

［**药食解析**］本品可行气活血、化瘀止痛，清热止渴。适用于产后出血过多，恶露不尽，产后子宫收缩不全，下腹疼痛，口干心烦，舌紫黯或有瘀点，产后血瘀发热者。

"产后发热"是由于人体阴血骤虚，机体虚弱，病邪乘虚而入，应根据病因、症状，辨证治疗。首先要注意产后阴液亏损的特点，产妇分娩出血必伤阴，加之发热，阴液更耗损。因此，治疗时，不论什么方药，均应佐以滋阴养血药为宜。治疗产后病当本着宜温宜补和"勿拘于产后，亦勿忘于产后"的原则，产后不论何病皆宜调养气血，而调养气血重点在脾，同时顾护胃气，"盖百骸皆滋养于脾，脾旺自能摄血也"。

食疗散记 桂圆

桂圆（图 12），俗称龙眼，营养丰富，是高级滋补品，始载于《神农本草经》，性温味甘，归心、脾、胃经，大补气血，力胜参芪。

桂圆除了产后滋补，还可以用来治疗气血不足、心悸不宁、健忘失眠、血虚萎黄、产后体虚、高血压、高脂血症、冠心病等虚损性疾病。

北魏贾思勰《齐民要术》："龙眼，一名益

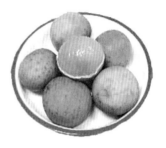

图 12　桂圆

智，一名比目。"肉白有浆，因其成熟于桂树飘香时节，俗称桂元，古时珍为贡品。魏文帝曾诏群臣："南方果之珍异者，有龙眼、荔枝，令岁贡焉。"苏东坡喜欢吃桂圆："闽越人高荔枝而下龙眼，吾为平之，荔枝如食蝤蛑大蟹，斫雪流膏，一啖可饱。龙眼如食彭越石蟹，嚼啮久之，了无所得。然酒阑口爽，餍饱之余，则咂啄之味，石蟹有时胜蝤蛑也。"宋代诗人王十朋咏桂圆："绝品轻红扫地无，纷纷万木以龙呼。实如益智本非药，味比荔枝真是奴。"

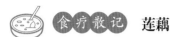 莲藕

荷花历史悠久，3 000多年前即有栽培，古书《逸周书》记载："薮泽已竭，既莲掘藕。"可见当时莲藕已作为食用蔬菜为被人们取用。

《诗经》云："山有扶苏，隰有荷花。""彼泽之陂，有蒲有荷。"春秋时期，吴王夫差于太湖之滨灵岩山离宫为宠妃西施筑"玩花池"，移种野生红莲以供观赏。北魏贾思勰《齐民要术》："春初，掘藕根节头，着鱼池泥中种之，当年即有莲花。"

《神农本草经》记载莲藕有药用保健功能："（藕）补中养神，益气力，除百病，久服轻身耐老。"咸丰年间，莲藕被钦定为御膳贡品。因与"偶"同音，用祝愿婚姻美满，出淤泥而不染，又作为清廉人格象征。

产后发热，食疗推荐菜谱中有"桃仁莲藕粥"。粳米煮粥，将成时，加入莲藕、桃仁捣烂绞取的汁水，继续用小火煮10～15分钟，加适量白糖，温热食用，可以祛瘀解热，镇痛抗炎，凉血止血。

生藕味甘，性寒，归心、脾、胃经。有清热生津、凉血散瘀、补脾开胃止泻的功效。熟藕性温，味甘，有益胃健脾、养血补益、开胃、生肌止泻的功效。作家郑逸梅先生写莲藕很详尽也很有趣："藕之为物，百孔玲珑，丝丝入扣，古人称之为灵根出水，良有以也。藕以一节者为佳，双节次之，三节又次之。三角形者，孔小肉厚，圆筒形者，孔大肉薄。取刨刨鲜藕，汁即淀粉，和入糖霜，以沸水冲之，清芬可口，胜于西湖白莲藕粉。藕片调以面粉，入油煎余，谓之藕饼……取藕节曝悬檐间，越一寒暑，煎汤服饮，凡胸膈闷

塞，饮之自能开解。藕孔实以糯米，蒸为熟藕，便和糜煮之为藕粥，洵家厨清品也。"

产褥中暑

产褥中暑是指在产褥期间，由于室内高温、高湿、通风不良的环境影响，产妇体内余热不能及时散发，引起以中枢体温调节障碍为特征的急性热病。本病多发生在夏季，发病急骤，病情发展迅速。

女性生产以后，需将妊娠期体内积存的大量液体排出，除尿液增多外，皮肤排泄旺盛，排出大量汗液，称褥汗。同时产褥期产妇体内代谢旺盛，产热较多，当外界气温超过35℃时，机体靠汗液蒸发散热。因此，科学调养方式应该是将产妇安置于房间宽大、通风良好的环境中，衣服要短而薄，以利于汗液的挥发。但我国民间传统有"产妇怕受风"的观念，相当多的产妇深居卧室不出屋、关门闭窗不通风、包头、盖厚被、穿长衣长裤、扎紧袖口和裤腿，使自身出汗散热的途径受到阻碍，体温急骤升高，体温调节中枢功能衰竭，出现高热持续不降，水、电解质代谢紊乱和神经系统功能损害等一系列病变。在人体处于超过散热机制能力的极度热负荷时，体内热量积蓄过度而引发高热、中暑。当体液高达42℃以上时，可使蛋白变性，时间一长，病变常趋于不可逆转，即使抢救存活，亦常留有神经系统的后遗症。

产褥中暑初期的临床表现：全身软弱、疲乏、头昏、头痛、恶心、呕吐、胸闷、心悸、口渴、出汗较多。轻度患者体温急骤升高至38℃或以上，面色潮红，出汗停止，皮肤干热，汗疹布满全身，心率加快，呼吸急促。重度病症体温常在 40℃以上，有时高达 41～42℃，并持续不下降，继而出现意识不清、谵妄、昏睡、抽搐、昏迷等中枢神经系统症状，脉搏细数、心率更快、呼吸更急促，常伴呕吐、腹痛、腹泻。体格检查见面色苍白，血压下降、瞳孔缩小、对光反射消失，肌腱反射消失，皮肤灼热、干燥，常见出血点。若不抢救，常在数小时内出现呼吸、循环衰竭而死亡。

产褥中暑推荐食单如下。

【 翠衣山药 】

[**食材**] 西瓜皮 100 克，怀山药 300 克。

[**配料**] 精盐少许。

[**制作方法**] 先把西瓜皮外面的青皮去掉，然后切成小丁，放入精盐少许腌渍片刻。再把怀山药切小块，一同炒后分顿食用。

[**食用方法**] 每天 1 次，单食，或配饭食用。

[**药食解析**] 西瓜皮可清热除烦渴，山药具有补脾胃的功效，一起合用对产后中暑可以起到辅助治疗的作用。

【 爆炒苦瓜丝 】

[**食材**] 苦瓜 1 根。

[**配料**] 植物油、姜丝、葱丝、盐适量。

[**制作方法**] 先将苦瓜去内膜、洗净，顺丝切成细丝备用。锅里倒油烧热，爆姜丝、葱丝后，加入苦瓜丝，用盐煸炒片刻即成。

[**食用方法**] 每天 1 次，单食，或配饭食用。

[**药食解析**] 苦瓜中含有苦瓜苷、类蛋白活性物质、类胰岛素活性物质及多种氨基酸，具有清热解毒的作用，对产后中暑较为有益。

【赤小豆汤】

[**食材**] 赤小豆 100 克（图 13）。

[**配料**] 红糖 50 克。

[**制作方法**] 先将赤小豆洗净，放入锅里加水。烧开后用旺火煮 20 分钟，然后加入红糖，再改用温火煮至烂熟。

[**食用方法**] 吃豆喝汤，每天 1 次，单食。

[**药食解析**] 赤小豆营养丰富，具有除湿清热、散血消肿之功效，红糖可以补血，适合于产后中暑者食用。

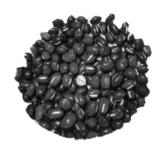

图 13　赤小豆

【百合绿豆薏苡仁粥】

[**食材**] 鲜百合 100 克，绿豆 25 克，薏苡仁 50 克。

[**配料**] 白糖。

[**制作方法**] 鲜百合掰成瓣，撕去内膜，用盐轻捏一下，洗净；加绿豆、薏苡仁水煮至五成熟，加百合，用小火焖至酥如粥状。

[**食用方法**] 每天 1 ～ 2 次，每次 1 碗。

[**药食解析**] 鲜百合具有养心安神、清心除烦、润肺止咳、退热养阴的功效，绿豆味甘，性凉，有清热解毒之功；薏苡仁甘淡微寒，利水渗湿，三者煮粥，能清热解毒，对产后中暑的产妇有一定的食疗作用。

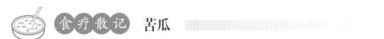 食疗散记　**苦瓜**

苦瓜（图 14）在印度、日本和东南亚栽培历史很久。17 世纪传入欧洲，多作观赏用。明永乐三年（1405 年）郑和下西洋，到达苏门答腊（今属印度

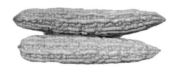

图 14　苦瓜

尼西亚）。翻译费信《星槎胜览》："（苏门答腊国）有一等果，皮若荔枝，如瓜大，未剖之时，甚如烂蒜之臭，剖开取囊如酥油，美香可口。"苦瓜由此传入中国。明成祖永乐四年（1406 年）朱橚所撰的《救荒本草》中已有苦瓜的记载。明卢和所撰的《食物本草》中亦提到苦瓜："苦瓜，味苦，寒，无毒。除邪热，解劳乏，清心明目。"崇祯十二年（1639 年）徐光启撰《农政全书》云苦瓜"又名癞葡萄，人家园篱边多种。苗引藤蔓，延附草木生。茎长七八尺，茎有毛涩。叶似野葡萄叶，而花又多，叶间生细丝蔓。开五瓣花，形似碗，结实如鸡子大，尖觜纹皱，状似荔枝而大，生青熟黄。内有红瓤，味甘"。当时苦瓜在南方被广泛栽种食用，现分布全中国。

　　苦瓜以味得名，广东人又唤作凉瓜。苦瓜形如瘤状突起，故称癞瓜；瓜面起皱纹，似荔枝，遂又称锦荔枝（《救荒本草》）。

　　苦瓜生则味苦、性寒，熟则味甘、性温。归心、脾及肺经。有除邪热，解劳乏，养血活血，滋肝补肾，润脾开胃，清心明目，除烦止渴，利尿，润肤，益气壮阳，清热解毒之功效。苦瓜不仅富含蛋白质、糖、矿物质、维生素，还含"脂肪杀手"苦味素，可清热泻火、健脾；含奎宁等生物碱类物质清心明目。鲜苦瓜捣汁或煎汤，可治疗肝火赤目、胃脘痛、湿热痢疾。苦瓜养颜嫩肤，常吃苦瓜能增强皮层活力，使皮肤变得细嫩健美。鲜苦瓜捣烂外敷，可治疗痈肿、疖疮、暑热痱子。

　　苦瓜提取物含类似胰岛素物质，有降血糖作用，蚌肉甘咸而寒，能清热滋阴、止渴利尿。两者合用，苦瓜炒蚌肉，适用糖尿病偏于胃阴虚有热者。苦瓜苷能在一定程度上调节血压、血脂、胆固醇等，保护心脑血管。

　　苦瓜作蔬菜食用注意不要损伤脾肺之气。尽管夏天天气炎热，但也不可吃太多苦味食物，并且最好搭配辛味的食物（如辣椒、胡椒、葱、蒜），有补益肺气的功效，也避免苦味入心，造成损伤。吃苦瓜可先用开水焯一下，清炒、凉拌都可以。苦瓜凉拌，能保留所含维生素。清炒会使营养成分丢失，而且清炒后油的含量比较高，食用摄入较多油脂，不能起到清凉败火的作用。

吃不惯苦味的话，可用冰镇的方法，加入少许冰糖水调味。

苦瓜有一种"不传己苦与他物"的特性，就是与任何菜，鱼、肉等同炒同煮，不会把苦味传给对方，人说苦瓜"有君子之德，有君子之功"，誉之为"君子菜"。

成熟苦瓜果肉，夏季上市时可加工成饮料：苦瓜蜜汁饮料、消暑饮料、苦瓜与南瓜、大蒜、金橘等复合做成保健饮料，此外苦瓜茶、苦瓜奶、苦瓜泡菜、苦瓜蜜饯、苦瓜果脯在市场上也很受欢迎。

清代石涛自称"苦瓜和尚"，不仅爱吃苦瓜，还把苦瓜作案头清供。

 食疗散记 百合

百合（图 15）是一种药食兼用的保健食品和常用中药，具备观赏价值。鲜花含芳香油，可作香料，鳞茎含丰富淀粉，是一种常见食品，富含蛋白质、脂肪、葡萄糖及钙、磷、铁、B 族维生素、维生素 C 等营养素，同时还含有秋水仙碱等多种生物碱。百合对人体具有良好的营养滋补之功效，故做美食，非常有益。百合鲜食干用均可，亦作药用，功效养阴润肺、清心安神，主治阴虚燥咳，劳嗽咳血，虚烦惊悸，失眠多梦，精神恍惚。

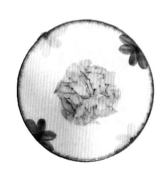

图 15 百合

百合花姿雅致，叶片青翠娟秀，茎亭亭玉立，是名贵的切花。名称的由来，系因其鳞茎由许多白色鳞片层环抱而成，状如莲花，象征"百事好合""圣洁高雅"。在中国古代，百合花和水仙、栀子、梅、菊、桂花和茉莉，合称七香图，更有夫妻恩爱、家庭和谐的祝福含意。百合花朵硕大、娇美、搭配玫瑰、康乃馨，作喜庆花饰，是婚礼的常用花卉之一。

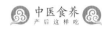

产后咳嗽

产后咳嗽，指因产后气虚，风寒袭肺，肺失宣降，气逆而咳。《诸病源候论》卷四十四："产后咳嗽候，肺感微寒，则成咳嗽，而肺主气，因产气虚，风冷伤于肺，故令咳嗽也。"症见发热恶寒，鼻塞声重，鼻流清涕，治宜祛风散寒，宣肺止嗽，方用参苏饮；亦有因恶露不净，积为败血，上扰阻肺络而致咳嗽、胸闷者，治宜破瘀止嗽，方用二母散（知母、贝母、人参、茯苓、桃仁、杏仁）；若咳嗽兼见咽干，干咳少痰，伴午后潮热，治宜养阴清热，方用六味地黄丸加减。

产后咳嗽与外邪的侵袭及脏腑功能失调有关。咳嗽的病因，一是外感六淫之邪；二是脏腑之病气，均可引起肺气不清失于宣肃，迫气上逆而作咳。

产后外感咳嗽咳逆有声，或伴咽痒咯痰；外感咳嗽，起病急，可伴有寒热等表证；内伤咳嗽，每因外感反复发作，病程较长，咳嗽而伴见脏腑病变。急性期，周围血白细胞总数和中性粒细胞增高。听诊可闻及两肺叶呼吸音增粗，或伴散在干湿啰音。肺部 X 线摄片检查正常或肺纹理增粗。

产后咳嗽推荐食单如下。

【 姜杏汤 】

［**食材**］杏仁 9 克，生姜 9 克，甘草 5 克。

［**配料**］红糖 30 克。

［**制作方法**］杏仁泡洗后去掉外皮和内尖，捣碎，生姜捣碎，甘草研细末、微炒，同红糖拌匀，用开水冲成汤，即可饮用。

［**食用方法**］每天 1 次。

［**药食解析**］生姜能发散体表风寒，杏仁宣肺降气、止咳化痰，本品具有祛寒解表、宣肺镇咳之功效，适合因风寒袭肺引起喘急胸闷、咳嗽痰多清稀、恶寒发热、头痛的患者饮用。

【 桑菊杏仁饮 】

［**食材**］桑叶9克，菊花9克，杏仁6克。

［**配料**］蜂蜜15克。

［**制作方法**］将杏仁捣碎与前二味一起入锅水煎15分钟，取汁晾至常温，同蜂蜜拌匀，即可饮用。

［**食用方法**］每天1次。

［**药食解析**］本品桑叶、菊花能疏散肌表风热，一般风热感冒、初起发热、微恶风寒、头痛、咽痛者多用之。本方配以苦杏仁祛痰止咳，蜂蜜甘寒凉润，共奏疏风清热、宣肺止咳之功效。

【 冰糖麦冬燕窝粥 】

［**食材**］燕窝10克，大米100克，麦冬10克。

［**配料**］冰糖30克。

［**制作方法**］将燕窝放温水中浸软，摘去绒毛污物，再放入开水碗中继续涨发。等大米淘洗干净后放入锅内，加清水三大碗，旺火烧开，改用小火熬煮。将发好纯净的燕窝放入锅中与大米、麦冬同熬约0.5小时，加入冰糖溶化，即可饮用。

［**食用方法**］每天1次。

［**药食解析**］燕窝性质平和，主要具有养阴润燥、益气补中及化痰止咳的功效，临床上可用于久病虚损、咳嗽痰喘等疾病症状。麦冬甘寒生津，清

养肺胃，本品具有甘寒生津、清养肺胃之功效。本品主治燥伤肺胃或肺胃阴津不足，咽干口渴，或热，或干咳少痰。

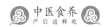

【北杏炖雪梨】

［**食材**］北杏 10 个，雪梨 1 个。

［**配料**］白糖 30 ～ 50 g。

［**制作方法**］将北杏、雪梨、白糖同放入炖盅内，加清水半碗隔水炖 1 小时。

［**食用方法**］每天 1 次。

［**药食解析**］本品清热润肺，化痰止咳。适用于阴虚之产后咳喘。

产后头痛

产后头痛是指生产后出现的头痛症状。妇人处于产后这一特殊生理期，体质常虚，故容易出现清窍失养或感受外邪而致的头痛症。

本病的发病有多种因素，常见于受凉吹风、产褥感染、产后抑郁症、颅脑疾病、贫血等。主要临床症状为分娩后出现的头颅上半部的疼痛，疼痛性质因人而异，可呈胀痛、刺痛、空痛。头痛的持续时间不一，呈阵发性或持续性。头痛严重者，可能引发恶心、呕吐等症状。

产后头痛是中医妇科常见病症，首载于《金匮要略·妇人产后病脉证治》。后代医家也各有独特见解，《圣济总录·产后门》阐述产后外感头痛的病机为气血虚损，风邪搏于阳经，留注于脑络，疏通不畅所致。《医宗金鉴·妇科心法要诀》则将产后头痛分为血虚和瘀血两类。由于产妇处于特殊的生理时期，易出现外邪侵袭或清窍失养的头痛，也可伴有夹瘀、阴虚。产后头痛根据全身症状、头痛的性质及舌诊脉象，辨证要点在区别外感和内伤；

其次，依据头痛的部位辨别经络。一般可分为外感证、气血两虚证和血瘀证，常用方剂有阳旦汤、玉屏风散和加减四物汤。

产后头痛推荐食单如下。

【 参芪猪肚汤 】

[**食材**] 党参 15 克，黄芪 30 克，大枣 10 枚，猪肚 1 个。

[**配料**] 食盐适量。

[**制作方法**] 将参芪布包，大枣去核，纳入洗净之猪肚中，扎紧肚口，小火炖至烂熟后，去药包，加食盐调味。

[**食用方法**] 饮汤食肚，嚼食大枣，每天 1 次。

[**药食解析**] 本品益气养血，适用于头痛之气血亏虚证。

【 草鱼汤 】

[**食材**] 草鱼一条，白芷 10 克。

[**配料**] 生姜、食盐适量。

[**制作方法**] 首先将草鱼头清洗干净，锅中放油将鱼头放入锅中，煎至微黄取出备用。然后在锅中放入清水，将洗干净的白芷、生姜和鱼头一起放入锅中，用小火熬煮 40 分钟左右，最后再放入食盐调味。

[**食用方法**] 每天 1 次。

[**药食解析**] 本品可活血化瘀，祛风止痛。

【 玫瑰粳米粥 】

[**食材**] 玫瑰花 10 克，粳米 100 克，白芷 10 克。

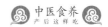

[**配料**] 白糖适量。

[**制作方法**] 将白芷用清水煮沸之后，撇去残渣留下汁液。然后把白芷汁液和粳米一起放入锅中熬煮，等到粳米熬熟之后再放入玫瑰花和白糖，小火煮 10 分钟左右。

[**食用方法**] 每天 1 次。

[**药食解析**] 玫瑰花理气解郁，白芷味辛，性温。归肺、脾、胃经。功效祛风除湿，通窍止痛，主治感冒头痛、眉棱骨痛、牙痛、鼻塞、鼻渊等。二者合用可理气祛风，除湿止痛。

对于产后头痛西医用药多以止痛药对症治疗，但不良反应较大，治标不治本。本病在中医治疗上有独特的优势，临证细心审查，加减配伍灵活运用，则头痛自消，收效显著。同时也要重视患者产后的预防调摄，产妇衣着应温凉适宜，饮食宜清淡易消化，劳逸结合保持心情舒畅。

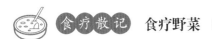

食疗散记　食疗野菜

[马齿苋]《本草纲目》云："酸寒，归肝、大肠经，清热解毒，凉血止血，止痢。"《本草正义》："善解痈肿热毒，亦可作敷药……治反胃，赤白带下，破血癖癥瘕，解毒通淋。"马齿苋可以凉拌，炒鸡蛋、肉丝，做馄饨、包子馅，碧绿生青，清香鲜美。汪曾祺《故乡的食物》："每于夏天摘肥嫩的马齿苋晾干，过年时做馅包包子、蘸香油吃。"

[草头]学名苜蓿，也称金花菜、三叶菜，因地头宅边到处生长，又称"爬篱头"。《史记·大宛列传》："大宛俗嗜酒，马嗜苜蓿。汉使取其实来，于是天子始种苜蓿、葡萄肥饶地。"草头原来是喂马的，是张骞出使西域带回来的种子。唐代时成为宫廷佳肴。唐代孟诜："利五脏，轻身健人，洗水脾间邪气，诸恶热毒，煮和酱食，亦可作羹。"《本草纲目》："性平味甘，入肺、肝经，强筋健骨，平肝明目，和中益胃，根叶灰治赤白痢。"清寒人士以此为食。农家装在竹篮，洒上水，翠生生，鲜嫩嫩，一早挑了上街去卖，换钱贴

补家用。草头作为上海本帮菜，旺火热油，快速翻炒，可以做酒香草头、酱香草头、蒜泥草头、冷拌草头、上汤草头、蚌肉草头、河豚草头、草头饼、草头盐齑……草头圈子是色香味俱全，圈子酥烂软熟，肥而不腻，草头嫩糯爽滑，香气扑鼻，个性互补，齿颊留香。

[荠菜] 可以爆炒、做汤、做馅。荠菜炒肉丝、荠菜春卷、荠菜馄饨、荠菜水饺，荠菜香菇笋片包子咬一口，唇齿留香。年糕肉丝与荠菜同炒，清香爽口；荠菜豆腐汤，色如翡翠白玉，入口滑嫩，风味独特，是初春第一羹。北宋政治家、文学家范仲淹，幼时励志去长白山醴泉寺寄宿读书，"日作粥一器，分四块，早暮各取二块，断齑数茎，入少盐以啖之"。

[马兰头] 原名马拦头。灾年为方便赈灾人员骑马救助恤民，顺利通行，拔除沿途马兰头，以防马贪食耽误。王鸿渐《野菜谱》："马拦头，拦路生，我为拔之容马行，只恐救荒人出城，骑马直到破柴荆。"味甘，性微寒，清热解毒，凉血止血，利湿消肿，主治咽喉肿痛、黄疸水肿、痢疾淋浊。可抑制肺、肝内的苯并芘氧化，起到防癌作用。春天将其采集，洗净，沸水焯过，捞出挤干，剁碎，加豆腐干，加精盐、香油拌匀，润然爽口，香气扑鼻。

产后身痛

产后身痛，是指产妇在产褥期内，出现肢体或关节酸楚、疼痛、麻木、重着者，称为"产后身痛"。又称"产后遍身疼痛""产后关节痛""产后痹证""产后痛风"，俗称"产后风"。

西医学产褥期中因风湿、类风湿引起的关节痛、产后坐骨神经痛、多发性肌炎、产后血栓性静脉炎出现类似症状者，可与本病互参。本病若及时治疗，预后良好。但也有部分患者有痿痹等后遗症。

产后身痛的发病机制，主要是产后营血亏虚、经脉失养或风寒湿邪乘虚而入，稽留关节、经络所致。产后身痛的发生，与产褥期的生理密切相关，产后气血虚弱，或产后发热后虚损未复，四肢百骸及经脉失养或产后气血不足，元气亏损，风、寒、湿邪乘虚而入侵机体，使气血凝滞，经络阻滞或经脉失养；或产时耗伤肾气皆可致产后身痛。常见病因有血虚、风寒、血瘀、肾虚。

产后身痛主要临床表现为：产妇在产褥期内，出现肢体或关节酸楚、疼痛、麻木、重着，关节活动不利，或关节肿胀。病久不愈者可见肌肉萎缩，关节变形。实验室检查抗链球菌溶血素 O、红细胞沉降率一般正常。如有必要，可进一步做血象分析、血钙、类风湿因子、X 线摄片等检查。

本病辨证首以疼痛的部位、性质为主要依据，结合兼证与舌脉。若肢体关节酸楚疼痛、麻木，伴面色萎黄，头晕心悸，舌淡，脉细弱，属血虚；若肢体关节肿胀、麻木，重着，疼痛剧烈，宛如针刺，屈伸不利或痛无定处，或遇热则舒，伴恶寒畏风，舌苔薄白，脉濡细，属外感风寒；若疼痛较重，痛有定处，麻木，发硬，重着，屈伸不利，伴恶露量少，舌暗，苔白，脉弦涩，属血瘀；若产后腰酸，足跟疼痛，伴头晕耳鸣，舌淡暗，脉沉细弦，属肾虚。本病以内伤气血为主，而兼风寒湿瘀，临床表现往往本虚标实，治疗当以养血益气补肾为主，兼活血通络祛风止痛。养血之中，应佐以理气通络之品以标本同治；祛邪之时，当配养血补虚之药以助祛邪而不伤正。本病与一般痹证不同，因产后气血俱虚，虽夹外感，也应以调理气血为主。《沈氏女科辑要笺正》："此证多血虚，宜滋养，或有风寒湿三气杂至之痹，以养血为主，稍参宣络，不可峻投风药。"

产后身痛推荐食单如下。

【葱白紫苏汤】

［食材］葱白 100 克，紫苏叶 9 克。

[**配料**]红糖 50 克,生姜 3 片。

[**制作方法**]先用水煎葱白、紫苏叶、生姜 5 ～ 10 分钟,再冲入红糖温服,趁热服用,服用后盖被睡觉。

[**食用方法**]每天 2 次,连服 3 天。

[**药食解析**]紫苏叶辛散性温,能散表寒、理气以宽中除胀、和胃止呕;葱白、生姜能发散体表风寒。以上几味合用,对风寒型身痛,症见周身骨节疼痛,伸屈不利,或痛无定处,恶寒,流涕,有很好的改善作用。

【 黄芪当归排骨汤 】

[**食材**]黄芪 10 克,当归 10 克,木瓜 9 克,排骨 500 克。

[**配料**]葱、姜、盐各适量。

[**制作方法**]将小排骨洗净,斩块,放入沸水中氽烫一下,去掉血水,捞出备用。将黄芪和当归一起洗净,备用。将所有的材料一同放入锅中炖煮至排骨完全熟烂。起锅前加入调味料即可。

[**食用方法**]每天 1 次,连服 7 ～ 14 天。

[**药食解析**]猪肉味甘、咸,性平,具有滋阴润燥功效;黄芪有补气生血的功效;当归可补血活血。木瓜生津止渴、舒筋通络。以上几味合用,对产后气血虚弱型身痛,症见遍身疼痛,肢体酸楚,麻木,面色萎黄,肌肤不泽,头晕心悸,气短懒言,有很好的改善作用。

【 益母草煮蛋 】

[**食材**]桂枝 9 克,益母草 15 克,三七 6 克,鸡蛋 3 个。

[**配料**]葱、姜各适量。

[**制作方法**]先用水煎桂枝、益母草、三七煎 20 分钟,再加入鸡蛋煮 10

分钟，关火后浸泡 1 小时，吃鸡蛋，药渣用布包好热敷患处。

［**食用方法**］每天 1 次，连服 7 天。

［**药食解析**］桂枝辛散性温，能温通经脉，益母草、三七活血化瘀，通络止痛。以上几味合用，可治疗血瘀型身痛，症见周身骨节疼痛，痛有定处，麻木，发硬，刺痛，屈伸不利，伴恶露量少，舌暗，苔白，脉弦涩。

【生姜当归粥】

［**食材**］生姜 10 g，当归 10 g，粳米 100 g。

［**制作方法**］将生姜、当归洗净切片，用纱布包扎，与淘洗干净的粳米一同放入锅中，加适量水。用中火煎煮约 60 分钟，至粥成，去除药袋。

［**食用方法**］每天 1 次。

［**药食解析**］本品可散寒活血，化瘀止痛。

产后腹痛

产后腹痛，相当于西医中的产后宫缩痛及产褥感染引起的腹痛。其是指产妇在产褥期，发生与分娩或产褥有关的小腹疼痛，又称儿枕痛、产后腹中痛等。孕妇分娩后，由于子宫的缩复作用，小腹呈阵阵作痛，于产后 1～2 天出现，持续 2～3 天自然消失，属生理现象，一般不需治疗。若腹痛阵阵加剧，难以忍受，或腹痛绵绵，疼痛不已，影响产妇的康复，则为病态，应予以治疗。

产妇分娩后，由于子宫的缩复作用，子宫收缩呈阵发性痉挛状态，可使子宫壁血管缺血，组织缺氧，神经细胞受刺激而出现腹痛。表现为分娩 1 周以上，小腹疼痛仍不消失，或产后不足 1 周，但小腹阵发性疼痛加剧，或伴有恶露异常。

产后腹痛，《金匮要略·妇人产后病脉证治》有记载："产后腹中疞痛，当归生姜羊肉汤主之。""产后腹痛，烦满不得卧，枳实芍药散主之。"本病发病与产褥生理、病理有关，一般认为由于素体虚弱，气血不足，产时产后失血过多，冲任血虚，胞脉失养；或血少气弱，运行无力，血行迟滞，"不荣则痛"；产后情志不畅，肝气郁结，疏泄失常，气滞血瘀，瘀血内停，阻滞冲任子宫，"不通则痛"；素体阳虚，阴寒内生，因产重虚，胞脉失于温煦，气血运行不畅，或因产后起居不慎，感受寒邪，风寒乘虚而入，血为寒凝，胞脉受阻，也会发生腹痛。产后腹痛虚实皆有，根据腹痛性质和程度、恶露性状及伴随症状以辨虚实。一般实痛拒按，虚痛喜按。

产后腹痛可分为气血两虚证、瘀滞子宫证和寒凝血瘀证。常用方剂有：肠宁汤、生化汤和少腹逐瘀汤。常用中成药有：产泰口服液，适用于血虚者；补血益母颗粒，适用于血虚加瘀者；生化丸子，适用于气滞血瘀者。

如果产后腹痛排除其他急腹症等致病及感染因素，疼痛仅因为产后宫缩痛引起者，可参考使用以下食单。如果服用后腹痛依然不能缓解，或者疼痛程度加重者，还是请及时去医院就诊。

产后腹痛推荐食单如下。

【黄芪党参炖鸡】

[食材] 母鸡 1 只，黄芪、山药、党参、大枣各 30 克。

[制作方法] 母鸡 1 只，去毛及内脏，洗净。黄芪、山药、党参、大枣各 30 克装入鸡腹内，隔水蒸熟。

[食用方法] 分 2 天吃完。

[药食解析] 本品滋补气血，健脾利尿。

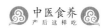

【 当归生姜羊肉汤 】

［**食材**］当归 15 克，生姜 15 克，羊肉 250 克。

［**制作方法**］将羊肉切成小块，与当归、生姜一并放入瓷罐中，加水 250 毫升，用旺火隔水炖至羊肉熟透后。

［**食用方法**］吃肉喝汤。

［**药食解析**］当归生姜羊肉汤出自《金匮要略》，有温中补虚、祛寒止痛之效。本品适用于产后气血虚弱，阳虚失温所致的腹痛。

【 田七炖鸡 】

［**食材**］母鸡肉 300 克，田七粉 15 克。

［**配料**］料酒 5 毫升，盐 1 克，生姜 3 片。

［**制作方法**］锅中加入清水 1 000 毫升，置于旺火上，然后放入鸡肉块，烧开后撇去浮沫加入生姜片、料酒，改用小火炖至鸡肉熟烂，再加入田七粉、盐、味精，稍煮片刻即可离火食用。

［**食用方法**］每天 1 次。

［**药食解析**］三七有活血化瘀之效。本品对于瘀血内停，经脉阻滞，气血运行不畅而致的产后腹痛疗效较佳。

【 醪糟红糖煮鸡蛋 】

［**食材**］鸡蛋 2 枚。

［**配料**］红糖、醪糟适量。

［**制作方法**］锅中加入适量水，烧开后打入鸡蛋，鸡蛋 7 分熟时放入红糖，稍微搅拌使红糖完全溶化，出锅前放入适量醪糟（图 16）。

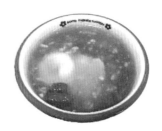

图 16　醪糟红糖煮鸡蛋

［**食用方法**］每天 1 次。

［**药食解析**］醪糟又名酒酿，是指以糯米为原料，经煮蒸后拌入酒曲、发酵制成的渣汁混合物。醪糟甘甜芳醇，能刺激消化腺的分泌，增进食欲，有助消化。糯米经过酿制，营养成分更易于人体吸收，是产妇补气养血的佳品。本品可以健脾暖胃，缓中止痛，活血化瘀。

【 红糖姜汤 】

［**食材**］红糖 100 克，鲜生姜 10 克。

［**制作方法**］红糖 100 克，鲜生姜 10 克，水煎服。

［**食用方法**］每天 1 次。

［**药食解析**］本品可辅助治疗产后腹痛和产后胃部疼痛。

【 桂皮红糖水 】

［**食材**］桂皮 5 ～ 10 克，红糖 20 克。

［**制作方法**］上述食材水煎温服。

［**食用方法**］每天 1 次。

［**药食解析**］本品可温中止痛。

【 山楂红糖水 】

［**食材**］山楂 60 克，红糖 30 克（图 17）。

［**制作方法**］将山楂放入砂锅内用小火煮 5 分钟后，加入红糖再煮片刻。

［**食用方法**］趁热饮服，每天 1 次。

［**药食解析**］本品可活血化瘀止痛。

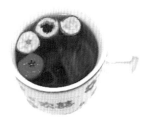

图 17 山楂红糖水

【干荠菜红糖水】

[**食材**] 干荠菜（连根茎叶）100 克。

[**配料**] 红糖、米酒适量。

[**制作方法**] 干荠菜（连根茎叶）100 克水煮取汁，加红糖、米酒适量，空腹慢慢饮服。

[**食用方法**] 每天 1 次。

[**药食解析**] 荠菜凉血止血，清热利尿。与红糖水、米酒合用可活血化瘀，凉血止痛。

产后腹痛需要注意保暖防风，尤其是要保护好脚部和腹部；保持心情愉悦；适当的活动不但对产后体型恢复有好处，对身体功能的康复也是大有益处的；饮食调理，可以吃一些补气血、活血化瘀的食物，但要忌食生冷瓜果、饮料等。另外，腹痛时忌滥服西药，尤其是抗生素和止痛药。这些药对子宫恢复排出恶露瘀血不但没有帮助，还可能会通过乳汁给婴儿带来不良反应。

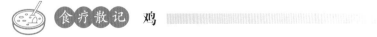 食疗散记   鸡

"小绍兴"三黄鸡

上海最有名的是"小绍兴"三黄鸡，"小绍兴"在上海最早出名的美食街——云南路上。云南路南起人民路、寿宁路，北至延安东路。清穆宗同治四年（1865 年）筑路，起初只有五六家商户。1917 年大世界建成、1926 年共舞台开张，设机关布景，演出长篇连台本戏《火烧红莲寺》《宏碧缘》，很受市民欢迎。道路两侧的商店逐步增多。1932 年"一·二八"淞沪战争爆发后，大批难民进入租界，云南路饮食摊与日俱增，有金陵酒家、老正兴、百乐门、鸿兴楼牛肉馆等商号，还有饮食摊经营大饼、油条、粢饭、豆浆，以及白斩鸡、白切羊肉、鸡鸭血汤、生泡牛百叶、鸡汁面等各帮菜点，还有广式炒饭、菜饭等风味小吃。早、中、晚、夜宵都有供应。游客、观众看完戏

后，到云南路吃夜宵，知名演员卸装后也常来光顾。穿街走巷的挑担和提篮小卖者纷纷聚集，击梆叫卖。

1939年"老绍兴"章元定因当地工厂倒闭失业，来上海八里桥路（今云南南路）一带谋生，先是卖鸭头鸭膀。后在云南路一家茶楼的弄堂口，用长凳铺板摆摊，选用优质浦东三黄鸡和香粳米，活杀、现烧现煮现卖白斩鸡、鸡粥及全色血汤。

他将鸡煺毛洗净，泡入烧开的沸水中，迅速拎起，经三起三落将血水去净。再将鸡放入锅中开小火煮15分钟，拎出浸入冰水，锁住鲜味。出锅鸡皮黄亮，皮脆肉嫩，下刀干净利落，鸡肉雪白，鸡皮脆黄，点缀香菜，香味浓郁，入口皮脆肉嫩，丰腴柔润，甜香感鲜，配上特制蘸料，是一款别有意蕴的下酒佐粥佳肴。

煮熟的鸡杂、鸡血切刀备用。鸡汤开大火煮沸，加入鸡杂鸡血、调料葱花，盛起。上桌鸡血滑嫩，鸡杂脆香，回味无穷。

封鸡

做封鸡取阉割后的肥鸡为最好，活鸡宰杀后放血，不煺毛，鸡腹切口，去除内脏。食盐、茴香、花椒在热锅翻炒，擦抹鸡腔。放入铁桶腌制一天取出，草绳捆扎，置于通风阴凉处阴干。要吃时温水浸泡，洗净切开，加葱、姜、烧酒入蒸笼烹炖，淋麻油上桌。卤汁醇厚，香味浓郁，油而不腻，丰润甘鲜，有地道上海味道。

叫花鸡

很早以前，有一个叫花子沿途乞讨，流落到常熟的一个村庄。一天，偶然得来一只鸡，欲宰杀煮食，可既无炊具，又没调料。他将鸡杀死后去掉内脏，带毛涂上黄泥、柴草，把涂好的鸡置火中煨烤，待泥干鸡熟，剥去泥壳，鸡毛也随泥壳煺去，露出的鸡肉色泽金黄，口感独特，有白斩鸡的鲜嫩、香酥鸡的松脆、手撕鸡的香甜。100多年以前，常熟"山景园"菜馆根据这个传说，去粗取精，精工效法创制此鸡。还适当加入五香粉、糖盐酒、老抽，用锡纸包裹，木柴烧红砖石，鸡放入后密封，40分钟出窑。上桌很受食客欢迎。

产后泄泻

　　产后泄泻，是指产后大便次数增多，粪便稀溏，甚或泻下如水样的一种病症。产后泄泻与腹部受凉、肠道菌群失衡、身体免疫力低下有关。产褥期产妇脏腑本虚，脾运未复，如饮食失节或感受寒湿、湿热之邪，均可使脾胃受困，水谷下走肠道而致泄泻。也可因素体脾肾虚弱，产劳伤气，运化不健，或脾虚久结伤肾，火不生土所致。产后泄泻分为伤食证、寒湿证、湿热下注证、脾虚证、肾虚证。常用方剂有：保和丸、胃苓汤、加味葛根芩连汤、参苓白术散和四神丸。常用中成药有：香砂六君子丸、左金丸、香连丸、纯阳正气丸、参苓白术冲剂和四神丸。

　　产后泄泻推荐食疗单如下。

【 栗子糯米粥 】

　　[**食材**] 栗子 30 克，大枣 10 枚，糯米 100 克。

　　[**制作方法**] 先将栗子洗净，研成粗末。糯米、大枣洗净，用温开水浸泡 1 小时，同入锅中，用大火煮沸后，加入栗子，再用小火慢熬 90 分钟。

　　[**食用方法**] 每天 1 次，连服 1 个月。

　　[**药食解析**] 栗子味甘、微咸，性平。归脾、肾经。有益气健脾，补肾强筋，活血止血之效。主治脾虚泄泻，反胃呕吐等。大枣益气健脾。糯米性温、味甘，归脾、胃、肺经。功效补中益气，健脾养胃，止虚寒。《证类本草·稻米》："糯米，能行营卫中血，积久食，发心悸及痈疽疮疖中痛。不可合酒共食，醉难醒，解芫菁毒。"诸品合用可益气健脾，养胃止泻。本品适用于脾虚型产后泄泻。

【 山药粥 】

［**食材**］山药 30 克，粳米 100 克（图 18）。

［**配料**］白糖适量。

［**制作方法**］将山药洗净切成薄片，粳米淘洗干净，加适量水，用大火煮沸，改小火煮 90 分钟成粥，加入适量白糖调匀即可食用。

［**食用方法**］每天 1 次。

图 18 山药、粳米食材

［**药食解析**］山药味甘、性平。归脾、肺、肾经。可补脾，养肺，固肾，益精。主治脾虚泄泻，食少水肿。与粳米合用，可用于脾虚型产后泄泻。

【 山药扁豆薏苡粥 】

［**食材**］怀山药 50 克，白扁豆 50 克，薏苡仁 100 克。

［**配料**］白糖 20 克。

［**制作方法**］将怀山药、白扁豆、薏苡仁共研成细粉，放入砂锅，加水适量，煮成稀羹。羹成后趁热加入白糖，拌匀即可食用。

［**食用方法**］每天 1 次。

［**药食解析**］山药、白扁豆、薏苡仁有参苓白术散之意。诸品合用，可健脾燥湿止泻，适用于脾虚型产后泄泻。

【 健脾八宝粥 】

［**食材**］大枣 10 枚，山药 10 克，薏苡仁 15 克，白扁豆 15 克，莲子肉 15 克，赤小豆 15 克，糯米 150 克。

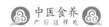

［**配料**］白糖 20 克。

［**制作方法**］大枣、山药、薏苡仁、白扁豆、莲子肉、赤小豆洗净后加水浸泡 2 小时，放入锅中，再加入淘洗干净的糯米，加水煮成稀粥，调入白糖即可食用。

［**食用方法**］每天 1 次。

［**药食解析**］山药、薏苡仁、白扁豆、莲子肉有参苓白术散之意，合大枣加强益气健脾之效，赤小豆可利水消肿，清热解毒。本品适用于脾虚型产后泄泻。

【 荔枝糯米粥 】

［**食材**］荔枝 5 枚，大枣 10 枚，糯米 50 克。

［**制作方法**］将大枣、荔枝洗净去核，糯米洗净，共用温开水浸泡 20 分钟，同入锅中。大火煮沸，再用小火慢熬 90 分钟，成粥。

［**食用方法**］每天 1 次，连服 15 天。

［**药食解析**］荔枝味甘、酸，性温。归肝、脾经。养血健脾，行气消肿。主治病后体虚，津伤口渴，脾虚泄泻等病证。《玉楸药解》："荔枝，甘温滋润，最益脾肝精血，阳败血寒，最宜此味。功与龙眼相同，但血热宜龙眼，血寒宜荔枝。干者味减，不如鲜者，而气质和平，补益无损，不至助火生热，则大胜鲜者。"诸品合用，可适用于肾虚型产后泄泻。

【 参桂炖乌鸡汤 】

［**食材**］肉桂 15 克，花椒 10 克，乌鸡 1 只。

［**配料**］生姜、黄酒适量。

［**制作方法**］将乌鸡活杀去毛及内脏，切成块，放入炖锅。再将肉桂、

花椒洗净装进纱布袋，同入锅中。用大火煮沸后，改小火炖至肉烂。再入适量生姜、黄酒煮 30 分钟即可食用。

[**食用方法**] 每天 1 次。

[**药食解析**] 肉桂味辛、甘，性热。归肾、脾、心、肝经。有补火助阳，散寒止痛，温经通脉之效。花椒味辛，性温，小毒。归脾、胃、肾经。有温中止痛，除湿止泻，杀虫止痒之效。乌鸡，即乌骨鸡，味甘，性平。归肝、肾、肺经。乌骨鸡有补肝肾，益气血，退虚热之效。可治久泻，久痢。含铜、锌、锰等元素，还含胡萝卜素、乌鸡黑素等。药理研究发现乌骨鸡有促进机体代谢、维持内环境稳定、延缓衰老的作用。服之可滋补强壮、延缓衰老。适用于肾虚型产后泄泻。

此外还可用炮姜炭末，每天 3 次，每次 1.5 克，吞服。

产后泄泻，关系到母子安康。此时产妇体弱脏虚，稍有失误，则气血阴阳层层相伤，五脏相贼为病；若有迁延，可能贻误终生，而成瘤疾。因此切不可等闲视之。此外，产妇要及时注意保暖，清淡饮食，不要吃油腻的食物，多喝温开水，保持心情舒畅。

产后伤食

产后伤食是指妇女在产后出现以胃脘胀满，恶心呕吐，食欲不振，打饱嗝，反酸水为主要表现的一种病症。发生多与禀赋不足、饮食不节、情志失调等因素相关。本病积极治疗，一般可以减轻或消除症状；若治疗不当，可影响产后身体恢复。

产后伤食，出自《傅青主女科》，其指出产后诸脏腑功能未复，脾胃虚弱，若饮食不节，过食肥甘，损伤脾胃，则健运失职。症见脘腹满闷，嗳腐吞酸，大便酸臭。因产后多虚多瘀，治宜消补兼施。常见方药有枳实导滞丸、越鞠丸或香砂六君子汤加减。

产后脾胃功能未复，如饮食失节，情志抑郁，或素有脾胃宿疾，产后脾气更虚，则食积于胃，运化失司而致本病。因产后多虚多瘀，治宜消补兼施；产褥期间伤食或感受寒湿、湿热之邪，导致脾胃运化失司，食滞湿浊内蕴，下走肠道所致。因而产后调摄甚为重要，但不宜峻补，应注意饮食卫生，饮食应清淡易消化，建议采取少食多餐。产后伤食不可攻伐，应采用平缓的药物，健脾与消导同时使用。

产后伤食推荐食单如下。

【 橘红茶 】

[**食材**] 橘红 5 克，绿茶 5 克。

[**制作方法**] 橘红切碎片，与绿茶用沸水冲泡代茶饮。

[**食用方法**] 每天 1 次。

[**药食解析**] 本药茶源于《涵海颐生十二茶》。方中以橘红为主药。橘红味辛、苦，性温；功能散寒理气，燥湿化痰，消食宽中。本品可辅助治疗产后伤食所致的胃呆腹胀。

【 生姜粥 】

[**食材**] 鲜生姜 6 克，红枣 2 个，粳米 100 克（或糯米）。

[**制作方法**] 生姜洗净，切片。红枣洗净。粳米（或糯米）洗净，与生姜、红枣放锅内，先用大火烧沸，再用小火煮成粥。

[**食用方法**] 每天 1 次。

[**药食解析**] 本粥出自《兵部手集方》。生姜中的姜辣素对消化系统作用

较为明显，能刺激舌上的味觉神经，作用于胃感受器，通过反射作用，促使胃肠道充血，蠕动增加，消化液分泌增加，故能起到温中健胃的作用。生姜粥中加红枣，姜枣同用能协调营卫，而且枣有养胃健脾的功用，故可增强对脾胃的调理作用。

  食疗散记 粥与咸菜

《清宫十三朝》：西太后用膳之前，必先进一碗小米粥，小德张专司其事。幼儿、老人、孕妇、产妇，病初愈，主食以粥，粥养最宜。晚清温病学家王孟英称粥营养丰富，扶助正气，滋补脾胃，为世间第一补品，喝粥一年四季皆宜。古治虚病，或每天养生，可从早晨一碗粥开始。北宋张耒《粥记》："每日清晨，食粥一大碗，空腹胃虚，谷气便作，所补不细，又极柔腻，与胃相得，最为饮食之妙诀。"苏东坡说："粥既快养，粥后一觉，妙不可言也。"

作家汪曾祺《咸菜与文化》："各地的咸菜各有特点，互不雷同。北京的水疙瘩、天津的津冬菜、保定的春不老……我吃过苏州的春不老，是用带缨子的很小的萝卜腌制的，极嫩、微甜、好吃。"苏州美食闻名天下，苏州人范仲淹"划粥断齑"，吃的"齑"就是咸菜。晚清重臣李鸿章痴迷咸菜，出访英国带着两坛咸菜，过海关例行检疫，被拒带入境。李鸿章大怒，端坐船舱不肯上岸，眼看就要酿成外交风波。英国外交大臣上船面见解释，李鸿章毫不让步，"本大臣每餐必食咸菜，绝不可少"，并请英国大臣品尝，竟大获好评。消息传出，由此外贸咸菜，在英大卖。

腐乳（图19），明末清初文学家冒辟疆《影梅庵忆语》记载，名媛董小宛慧心巧思，自制腐乳，取老豆腐，沥干水分，切成方块，放在蒸锅的蒸屉上蒸熟，搁置几天，使其发酵，浇上白

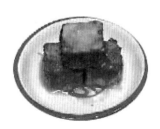

图19 腐乳

酒。油锅烧热，热油晾凉，生姜切成细末，与辣椒粉、胡椒粉、香料、盐混匀，豆腐沾上调料，垒齐热油浸没。用红曲米取色，烘蒸五六次，数日成者，绝胜建宁三年之蓄……三百年之后，红腐乳以酥软糯滑、香气醉人名扬天下。

菜卤蛋将腌制雪里蕻咸菜的菜卤去泡沫过滤，使之清纯。鸭蛋洗净煮熟，冷水浸一下，蛋壳轻轻敲碎，不剥壳，放入菜卤中，不用任何调味品。大火烧开，小火煨煮，三四个小时。呈灰绿色，间杂冰裂纹，晶莹透亮，像哥窑烧制的瓷器。出锅满室飘香，滋味悠长，口感丰富，回味无穷。

产后呕吐

产后呕吐是指胃失和降，气逆于上，迫使胃中之物从口中吐出的一种病证。一般以有物有声谓之呕，有物无声谓之吐，无物有声谓之干呕，临床呕与吐常同时发生，故合称为呕吐。

产后呕吐多因产后恶露去少，积为败血，散于脾胃；或因产后血去过多，脾虚气滞犯胃，都能导致产后呕吐。

产后瘀血阻滞，胃失和降，表现为呕吐，伴有恶露滞涩不爽量少；脾虚气滞而逆犯胃者，症见腹胀呕吐，兼见气短乏力，面色不华，且产后下血量多。

产后呕吐，因饮食过多者，六君子加山楂、神曲。兼劳役者，予补中汤。饮食停滞者，予人参养胃汤。脾胃气虚者，予六君子。胃气虚寒者，加炮姜、煨木香。寒水侮土者，予益黄散。肝木侮土者，予六君子加升柴。命门火衰，不能升土者，予八味丸。呕吐泄泻，手足俱冷，肚腹作痛者，乃阳气虚寒也，急用附子理中汤。

产后呕吐推荐食单如下。

【 百合金橘糕 】

［**食材**］鲜百合 500 克，橘子 250 克，陈皮 20 克，山楂糕 25 克。

［**配料**］白糖 200 克。

［**制作方法**］将百合、陈皮、山楂糕、橘子上笼蒸熟，再用开水将白糖溶化，淋浇上即可。

［**食用方法**］每天 1 次。

［**药食解析**］百合性微寒，味甘，能滋养肺胃、生津开胃。现代研究表明百合有补益、调节免疫功能的作用。橘子性凉，味辛、甘，能健脾、养胃、化痰。陈皮性温，味微苦而辛，可健脾、燥湿、化痰。山楂性微温，味酸、甘，能消食化积、行气散瘀。诸物合用，色鲜味美，可健脾、消食、和胃。

【 健胃粥 】

［**食材**］山药、赤小豆各 50 克，薏苡仁、莲子各 25 克，大枣 15 克，糯米 100 克。

［**配料**］红糖适量。

［**制作方法**］将山药、赤小豆、薏苡仁、莲子、大枣、糯米分别洗净，山药切成块，与其他诸物共入锅中，加适量水煮粥，粥成后加红糖调味。

［**食用方法**］每天 1 次。

［**药食解析**］山药性平，味甘，能补脾养胃、生津益肺。赤小豆性甘，味酸，可清热利水、散血消肿。薏苡仁性微寒，味甘、淡，能利水渗湿、健

脾止泻。莲子性平，味甘、涩，能补脾、养心、开胃。大枣性温，味甘，可补脾和胃、益气生津。糯米性温，味甘，能补中益气、暖脾胃、止虚汗。诸物合用，共奏补脾益气、渗湿益胃之效。

【 山楂猪肚煲 】

　[**食材**] 猪肚 1 个，山楂 100 克。

　[**配料**] 冰糖 50 克。

　[**制作方法**] 将猪肚洗净，切成块，与山楂共入锅中，加适置水，用小火炖至猪肚熟后，再加入冰糖待其溶化即可。

　[**食用方法**] 每天 3 次，吃猪肚喝汤，空腹食用。

　[**药食解析**] 山楂性微温，味甘、酸，可消食化积、活血化瘀、驱虫，其所含脂肪酶能促进脂肪类食物的消化，主治肉食积滞、胃胀胃痛、呕吐泄泻，以及产后瘀血引起的小腹痛、疝气偏坠胀痛等症。猪肚性温，味甘，能补虚损、健脾胃。诸药合用有健脾益胃、生津消食的作用。

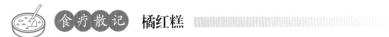

食疗散记　橘红糕

　　橘红糕是生活中的风情图、风俗画。上海人对橘红糕情有独钟，源于对传统节气风俗坚定不移的传承。每年春节，橘红糕与花生、瓜子摆放在果盘上，作为接待亲眷朋友的小吃。平时，家里也常备着当零食。橘红糕软软胖胖，富有动漫的喜感。湿糯米粉、掺金橘白糖，搓揉和合，蒸熟切割，撒粉滚团，蒸熟的金橘粒香甜扑鼻，米粉裹挟下的糯团不粘牙又有咬劲，糯润适口，甜韧有度，橘香阵阵，味道佳美，剔透如玉、玲珑如珍、糯香如金，属于时鲜点心，价格实惠，早年间，亲朋间迎来送往的普遍礼品，一包有棱有角的橘红糕，很有卖相，困难时期很走红。

产后大便难

产后饮食如常，大便数日不解，或艰涩难以解出者，称"产后大便难"，又称"产后大便不通"。

产后大便难的病因可有：① 产妇在分娩时失血，出汗，造成体内水分丧失过多，不能润滑肠道。② 产妇在分娩时由于消耗体力较多，造成产妇肠道传送无力。③ 由于妊娠导致腹部肌肉松弛，肛门周围肌肉收缩力降低，以及分娩后内分泌代谢的紊乱造成产妇排便困难。④ 由于妊娠期子宫的压迫导致痔静脉曲张，形成痔疮，造成排便困难。⑤ 由于会阴侧切导致产妇疼痛，不敢用力排便。⑥ 由于产后产妇运动量较少，多处于坐位或躺卧位，因此极易导致产妇发生便秘。此外生产时使用腰硬联合麻醉、饮食习惯等均会影响产妇排便。

本病为新产三病之一，临床较常见。《金匮要略·妇人产后病脉证治》："新产妇人有三病，一者病痉，二者病郁冒，三者大便难……亡津液，胃燥，故大便难。"其后各家对本病的病因病机及证治多有论述。《诸病源候论》云："肠胃本夹于热，因产又水血俱下，津液竭燥，肠胃否涩，热结肠胃，故大便不通也。"《万氏妇人科》卷之三云："人身之中，腐化糟粕，运动肠胃者，气也；滋养津液，溉沟渎者，血也。产后气虚而不运，故糟粕壅滞而不行，血虚而不润，故沟渎干涩而不流，大便不通，乃虚秘也。不可误用下剂，反加闭涩，宜润燥汤主之。"产后大便难可分为血虚津亏型、脾肺气虚型，常用方剂有四物汤、润燥汤。常用中成药有归脾丸、麻子仁丸等。西医学产后便秘可参照本病辨证论治。

产后大便难推荐食单如下。

中医食养
产后这样吃

【黑芝麻粥】

[**食材**] 黑芝麻 30 g（图 20），粳米 100 g。

[**制作方法**] 黑芝麻炒香研末，粳米浸泡后，大火烧开转小火煮，待粳米熟时调进黑芝麻末即成。

[**食用方法**] 每天 1 次。

[**药食解析**] 黑芝麻味甘、性平，归肝、肾、大肠经，有润五脏、益气力的功效，并富

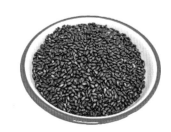

图 20　黑芝麻

含生物素、维生素 E，居植物食品之首，以及大量的脂肪、卵磷脂、蛋白质，还有钙、铁等营养成分。粳米含有大量碳水化合物，约占 79%，是热量的主要来源。粳米富含蛋白质、脂肪、钙、磷、铁及 B 族维生素等多种营养成分，具有养阴生津、除烦止渴、健脾胃、补肺气的作用。黑芝麻粥用于产后气血亏虚，津亏肠燥之便秘收效显著。

【红薯蜂蜜粥】

[**食材**] 红薯 500 克（图 21），蜂蜜 100 毫升（图 22），红枣 20 颗。

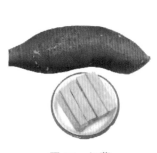

图 21　红薯

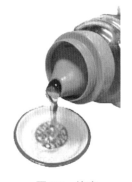

图 22　蜂蜜

［**配料**］冰糖、食用油各适量。

［**制作方法**］红薯洗净、去皮，切条。红枣洗净、去核，切成碎末。炒锅倒入食用油烧热，放入红薯，炸熟后捞出控油。原锅洗净，加入适量清水烧沸，放入冰糖熬化。放入红薯，煮至汁黏，加入蜂蜜、红枣末，拌匀后再煮 5 分钟即可。

［**食用方法**］每天 1 次。

［**药食解析**］红薯性平、味甘，归脾、胃、大肠经。红薯块根中含淀粉、糖类、蛋白质、纤维素、半纤维素、果胶、胡萝卜素、维生素 B_1、铁、磷等成分，具有健脾胃、补中和血、益气生津的功效。红薯中含有大量的膳食纤维，在肠道内无法被消化吸收，能刺激肠道、增强蠕动、通便排毒。

【 豆尖豆腐 】

［**食材**］豆腐、豌豆苗尖各 500 克。

［**制作方法**］水煮沸后，把豆腐块切下锅，煮沸后下豌豆苗尖，烫熟即起锅，切勿久煮。

［**食用方法**］每天 1 次，单食或配米饭。

［**药食解析**］本品具有补气、通便、减肥的功效，适用于气虚之产后便秘。

【 菠菜猪肝 】

［**食材**］菠菜 250 g，猪肝 100 g。

［**制作方法**］菠菜洗净，去根，切小段；猪肝洗净，切薄片，用调味料、生粉适量拌匀，腌制 10 分钟。锅内放清水 1 小碗，煮沸，放入菠菜、适量植物油、精盐，煮至菠菜刚熟，再放入猪肝煮至熟透即可。

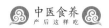
［**食用方法**］每天 1 次，配米饭食用。

［**药食解析**］本品有滋阴养血、润肠通便之功效。

对产后大便难者建议多食高蛋白、高纤维素、易于消化的食物，多食蔬菜（如莴笋、藕、黄豆芽、木耳）、水果（如香蕉、火龙果、西梅）。膳食应以汤类、粥类为主，可加入味甘、性平，归肾、大肠经之芝麻、柏子仁等以养精血、润肠通便。

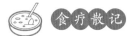 **烤番薯（烘山芋）**

番薯又名地瓜、山芋，据传明万历年间，福建人陈振龙通过海上丝绸之路从吕宋（今菲律宾）带回，"值闽中旱饥，振龙之子经纶白于巡抚金学曾，令试为种，时大有收获，可充谷食之半。自是硗确之地遍行栽播"。由于来自"番邦"，故名番薯。

光绪《松江府续志》："山芋，近年客民于沿海沙地种之。"初夏种，中秋收，可佐菜，生吃熟食皆宜，可作水果零食，当粮充饥。薯蔓细长，匍匐地面，刚柔相济，舒展生命，旺盛生长。紫色的藤，黄绿相间的叶，互相纠缠，竞相绽放，既有诗意，又有画面感，给人带来愉悦的视觉享受。收成后，洗净切块，用竹篾圆匾暴晒，早晒晚收，将干未干时吃到嘴里，有韧劲嚼劲，口感丰富，香味绵远悠长。

上海引种山芋后，不知使多少平民百姓度过饥荒，既能雪中送炭，又能锦上添花。山芋有老白山芋、朱砂红、白皮黄心、红皮黄心、紫山芋、生梨山芋等不同品种。白皮黄心生吃嫩、脆、甜；朱砂红熟吃口感粉糯。趁灶火稻草灰火红的时候（或用豆萁干草），将山芋扔在其中焖烤，山芋色泽金黄，又香又甜，野趣十足。炭烤红薯、红薯粉丝、红薯干条、红薯枣子，风味独特，口味极佳。

产后小便淋痛

产后出现尿频、尿急、淋沥涩痛等症状称为产后小便淋痛，又称"产后淋""产后溺淋"。西医学产褥期泌尿系统感染与本病可互参。有 2% ～ 9% 的产后妇女发生泌尿系统感染，常见类型有膀胱炎和肾盂肾炎。泌尿系统感染最常见的致病菌是肠道革兰阴性杆菌，其中大肠埃希菌占 70% 以上。通常泌尿系统感染是上行感染引起的，即细菌沿尿道上行至膀胱、输尿管及肾而引起感染。

产后尿频尿急可因为产前或产后导尿，或外阴伤口愈合不良，或产后失血过多。尿频，即小便次数多，但尿量少，甚则点滴即解；尿急，有尿意即欲解；淋沥，即尿意不尽，总有尿解不完之感；涩痛，则指排尿不畅及尿时感尿道口疼痛。但尿频、尿急、小便淋沥与涩痛必须同时存在，方可诊为断产后小便淋痛。

产后尿频尿痛的发病，是由于妊娠期输尿管、肾盂及肾盏扩张，膀胱、输尿管反流发生率增高，反流可使膀胱内细菌随尿得以上行，妊娠期尿液中的碳水化合物含量增加，成为细菌的良好培养基，有助于细菌的生长。妊娠晚期胎头压迫膀胱及输尿管下端，导致排尿不畅，所以妊娠妇女有泌尿系感染的易感性再加上经历分娩后尿道有可能损伤。分娩过程中多次插导尿管、盆腔尿道充血，产褥期妇女抵抗力减低而易导致细菌入侵，故更容易发生感染。病原菌主要为大肠埃希菌，其次为链球菌和葡萄球菌，临床上常为混合感染。

中医认为，产后小便淋痛的病因病机是膀胱气化失司，水道不利。肾与膀胱相表里，肾阴亏虚，阴虚火旺，热灼膀胱，或湿热客于膀胱，或肝郁化热，移热膀胱，膀胱气化不利所致。可分为湿热蕴结证、肾阴亏虚证和肝经郁热证，常用方剂有加味五淋散、化阴煎、沉香散。常用中成药有知柏地黄丸、萆薢分清丸。

产后小便淋痛推荐食单如下。

【冬瓜粥】

[**食材**] 冬瓜 500 克，粳米 60 克，赤小豆 80 克。

[**配料**] 白糖适量。

[**制作方法**] 将冬瓜、赤小豆煮成汤，放入粳米煮成粥，加白糖调味。

[**食用方法**] 每天 2 次。

[**药食解析**] 冬瓜能清解热毒、除烦止渴、利尿消肿、下气消痰。赤小豆善于利尿消肿、清热解毒。本品有清热利湿之功。

【白菜薏苡仁粥】

[**食材**] 小白菜 500 克，薏苡仁 60 克。

[**配料**] 白糖适量。

[**制作方法**] 将薏苡仁煮成稀粥，加入洗净切好的小白菜，煮二三沸（不宜久煮），加白糖调味。

[**食用方法**] 每天 2 次。

[**药食解析**] 白菜性微寒，味甘，能清热解毒、止渴利尿、通利肠胃。薏苡仁能利水渗湿、健脾止泻、抗癌、利尿、降糖。二物合用，共奏利水消肿、清热解毒之效。

【鸭汁粥】

[**食材**] 鸭汤 1 000 毫升，粳米 50 克。

［**配料**］少许食盐。

［**制作方法**］将粳米、鸭汤（撇去浮油）放入锅内，用旺火烧沸后，转用小火煮至粥成，加少许盐调味。

［**食用方法**］每天 1 次。

［**药食解析**］老鸭善于滋阴补虚、利尿消肿。粳米能益气、生津、和中。二物合用，共奏益肺肾、消水肿之效，用于肾阴亏虚证患者。

【 黑芝麻茯苓粥 】

［**食材**］黑芝麻 6 克，茯苓 20 克，粳米 60 克。

［**制作方法**］将茯苓切碎，放入锅内，煎汤去渣。用茯苓汁与黑芝麻、粳米共煮成粥。

［**食用方法**］每天 1 次。

［**药食解析**］黑芝麻性平，味甘，能补肝肾、益精血、润肠燥。茯苓可健脾利湿、养心益智。粳米能益气、生津、和中。诸物合用，共奏滋补肝肾、健脾利水之效。

【 猪肾汤 】

［**食材**］猪肾 1 个，党参、黄芪、芡实各 20 克。

［**配料**］少许食盐。

［**制作方法**］将猪肾剖开，去筋膜，洗净，与其余诸物共入锅中，加适量水煮汤。

［**食用方法**］每天 1 次。

［**药食解析**］猪肾性平，味咸，能温阳益肾、行气利水。《名医别录》中载其"和理肾气，通利膀胱"。黄芪能补中益气、益卫固表、利水消肿、托毒

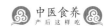

生肌。党参可补中益气、健脾益肺。芡实能补脾祛湿、益肾固精。诸物合用，共奏补肾固精、健脾利水之效。

产后乳痈

乳痈是发生在乳房的最常见的急性化脓性疾病。好发于产后 1 个月以内的哺乳期妇女，尤以初产妇为多见，是常见的产褥期疾病，发病率为 3% ～ 33%。发生于哺乳期的称"外吹乳痈"，占到全部病例的 90% 以上；发生于妊娠期的称"内吹乳痈"，临床上较为少见。在非哺乳期和非妊娠期发生乳痈的称为"不乳儿乳痈"，临床更少见。本病相当于西医的急性化脓性乳腺炎。

急性化脓性乳腺炎不同于单纯发生在乳房或乳晕部的"疖"或"痈"，临证应予鉴别。本病是因为产后乳汁排出不畅，淤积在乳腺管内，并引起乳腺间质充血。临床特点是乳房结块，红肿热痛，溃后脓出稠厚，伴恶寒发热等全身症状。治疗不及时可发生局部脓肿形成。

乳痈之名首见于晋皇甫谧《针灸甲乙经》。文献中还有称本病为"妒乳""吹""吹乳""乳毒"等。隋巢元方《诸病源候论·妒乳候》描述了本病的病因病机及临床表现。以后历代医家对本病的病因病机、治疗方法、处方用药等均补充发挥。至明清对本病的认识更全面，论述更详细，所用治疗方法至今仍为临床借鉴沿用。

乳痈的中医治疗包括内治法和外治法。内治法，临床常见气滞热壅证、热毒炽盛证、正虚毒恋证、胎旺郁热证、气血凝滞证，常用方剂为瓜蒌牛蒡汤、瓜蒌牛蒡汤合透脓散、托里消毒散、橘叶散、逍遥散、四逆散。外治法，初起可用金黄散、玉露散或双柏散，用冷开水、金银花露、鲜菊花叶或鲜蒲公英等捣汁调敷；也可用金黄膏或玉露膏外敷。皮色微红或不红者，可用冲和膏外敷。成脓后宜切开排脓；溃后用药线蘸八二丹或九一丹引流，外敷金黄膏。待脓净仅流黄稠滋水时，改用生肌散、红油膏盖贴。脓腔较大或切开创口渗血较多时，可用红油膏纱布填塞脓腔，1 ～ 2 天后改用药线引流。

产后乳痈推荐食单如下。

【 黄芪乳鸽 】

［**食材**］乳鸽 1 只，黄芪 30 克，枸杞子 30 克。

［**配料**］生姜、盐、水适量。

［**制作方法**］将乳鸽洗净，黄芪、枸杞子用纱布包好与乳鸽同炖，熟后去药渣，吃鸽肉饮汤。

［**食用方法**］每天 1 次。

［**药食解析**］黄芪补气固表，托毒排脓，利尿，生肌，可治疗疮口久不愈合。乳鸽味咸，性平，归肺、肾及肝经，具有滋肾、解毒祛风、补气、调经止痛的作用。乳鸽的营养价值很高，其中含有丰富的优质蛋白、氨基酸、粗脂肪等多种营养物质，是补养身体的佳品，特别适合身体虚弱的人食用，并且可以有效增加人体的自身免疫力，还可以增加皮肤弹性，改善皮肤状态。用于乳腺炎溃破后康复期。

【 蒲公英粥 】

［**食材**］粳米 100 克，蒲公英 50 克。

［**配料**］水适量。

［**制作方法**］将蒲公英煎水取汁，加粳米煮粥，每天分服。

［**食用方法**］每天 1 次。

[**药食解析**] 蒲公英味甘，微苦，有清热解毒、利尿、缓泻、退黄疸、利胆等功效。粳米富含蛋白质、脂肪、钙、磷、铁及 B 族维生素等多种营养成分，具有养阴生津、除烦止渴、健脾胃、补肺气的作用。本品可用于乳腺炎溃破后脓尽余热未清者。

产后乳痈"小贴士"：① 妊娠期及哺乳期保持乳头清洁。② 采取正确的哺乳方式，以每天 4～5 次为宜，尽可能吸尽乳汁。③ 如乳头发生局部破损，必须待伤口愈合后再行哺乳。如发生乳腺炎，应尽早至医院就医诊治。

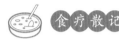 **鸽子**

鸽子，鸠鸽科鸟类的统称，又叫鹁鸽。善于飞行，最早用于航海、商业、新闻、军事、民间通信。古罗马时代，恺撒大帝多次使用鸽子传递军情。古埃及渔民出海，多带鸽子以传递求救信号和渔汛消息。我国饲养鸽子历史悠久，河南殷墟妇好墓出土玉器中即有一件绿玉制作的玉鸽，是现知中国观赏鸽最早的形象。《周礼》："庖人掌六畜、六兽、六禽。"郑司农注："六禽，雁、鹑、鹦、雉、鸠鸽。"《越绝书》："蜀有苍鸽，状如春花。"明张万钟《鸽经》是世界上第一部养鸽专著。五代后周《开元天宝遗事》："张九龄少年时，家养群鸽，每与亲知书往来，只以书系鸽足上，依所教之处，飞往投之。九龄目之为飞奴，时人无不爱讶。"清《畿辅通志》记载，楚汉相争，刘邦被项羽追杀，藏身枯井，放出鸽子求援，终获救命，成就霸业。现代，人们把鸽子散养于广场绿地，点缀景观，被视为和平、美好、幸福的象征，增添祥和气氛，为四方游客助兴。

中医认为，鸽子有很高的药用价值。鸽肉味咸性平，归肺、肝、肾经。有补肝肾，益精气，祛风解毒，活血化瘀之效，能治疗妇女月经不调、赤白带下、阴部瘙痒。《本草再新》认为鸽肉"治肝风肝火，滋肾益阴"，主治消渴久疟、恶疮疥癣、风疮白癜、肠风下血。临床也用于糖尿病、慢性胃炎、慢性结肠炎。鸽子含软骨素，改善皮肤细胞活力，增强皮肤弹性，改善血液循环、使面色红润，所含泛酸也对脱发、白发和未老先衰有辅助治疗作用。鸽子富含胶原蛋白，促进身体康复和伤口愈合，适宜手术后康复进补。黄芪配鸽子，大补元气，益气补肺，固表定喘，除治疗产后乳痈外，还针对眩晕头胀、头重脚轻、眼目昏花诸症有治疗保健作用。

产后缺乳

　　哺乳期内，产妇乳汁甚少，或全无，称为"缺乳"。亦称"乳汁不行"或"乳汁不足"。健康妇女分娩后，就开始分泌乳汁，产后 1 ～ 2 天，每天泌乳量不超过 100 毫升，第 3 天增多，第 4 天突增。正常营养状况的乳母前 6 个月每天泌乳量为 750 ～ 800 毫升，足够婴儿需要。但有的产妇乳汁分泌平均昼夜仅 400 ～ 500 毫升或更少，不能满足婴儿需要，称为"缺乳"。

　　产后缺乳发生的原因有的是由于营养不良或手术创伤导致；有的是由于七情所伤或高热，导致乳汁骤减。若是由乳腺发育欠佳引起的，治疗效果较差。临床表现为产妇乳汁甚少或全无，不能满足哺育期婴儿的需要。

　　本病始见于《诸病源候论》卷四十四："产后乳无汁候，妇人手太阳、少阴之脉，下为月水，上为乳汁……既产则血水俱下，津液暴竭，经血不足，故无乳汁也。"《三因极一病证方论》卷十八："产妇有二种乳脉不行，有气血盛而壅闭不行者，有血少气弱，涩而不行者，虚当补之，盛当疏之。"《儒门事亲》卷五："凡妇人有先天无乳者，不治。"缺乳可分为气血虚弱型、肝气郁滞型，常用方剂为通乳丹、下乳涌泉散。饮食可适当增加花生仁、鲢鱼头、鲫鱼、丝瓜、木瓜、枣、牛奶等。

　　中医认为七情分属五脏，心在志为喜为惊，过喜过惊则伤心；肝在志为怒，过怒则伤肝；脾在志为思，过度思虑则伤脾；肺在志为悲为忧，过悲过忧则伤肺；肾在志为恐，过度恐惧则伤肾。七情所伤，引起脏腑功能紊乱，就会影响产妇乳汁的分泌，即西医学所指的产后缺乳、泌乳过少。

产后缺乳推荐食疗方如下。

【 参芪当归猪蹄汤 】

［**食材**］猪蹄 1 只，党参 20 克，黄芪 15 克，当归 15 克，麦冬 15 克。

［**配料**］生姜、料酒、盐适量。

［**制作方法**］① 猪蹄刮洗干净、斩块；党参、黄芪、当归、麦冬分别用清水洗净，用干净的纱布袋装好，并扎紧袋口。② 将猪蹄及纱布袋一齐放入砂锅内，加清水适量，大火煮沸后，改用文火煲 1 小时，捞起纱布袋，调味食用。

［**食用方法**］每天 1 次。

［**药食解析**］猪蹄中含有较多的蛋白质、脂肪，并含有钙、磷、镁、铁及维生素 A、维生素 D、维生素 E、维生素 K 等有益成分。它含有丰富的胶原蛋白质和胆固醇。猪蹄有壮腰补膝和通乳之功，可用于肾虚所致的腰膝酸软和产妇产后缺少乳汁之症。党参、黄芪补气健脾，当归补血活血，麦冬养阴生津。适用于气血虚弱型缺乳。

【 章鱼煲猪蹄 】

［**食材**］章鱼、花生各 30 克，猪蹄 1 只（重约 400 克），蜜枣 6 枚。

［**配料**］调味料适量。

［**制作方法**］章鱼用温水浸发后洗净，猪蹄刮毛、洗净后切成小块，小火煲 2～3 小时，调味供用。

［**食用方法**］每天 1 次。

［**药食解析**］章鱼养血通乳，解毒，生肌。主治血虚经行不畅，产后缺乳，疮疡久溃。章鱼的营养价值很高，每 100 克章鱼含蛋白质 14.6 克、脂质 0.6 克、糖类 0.3 克、铁 300 毫克、维生素 A 3 微克及 B 族维生素等。与猪蹄共用可补益气血，通乳。适用于气血亏虚型产后缺乳。

【 猪蹄葱白煮豆腐 】

［**食材**］猪蹄 1 只，葱白 2 段，豆腐 60 克，黄酒 30 毫升。

［**制作方法**］猪蹄、葱白、豆腐、红糖加水适量同煮，用小火煮半个小时，加入黄酒稍煮即成。

［**食用方法**］每天 1 次。

［**药食解析**］葱白味辛，性温。归肺、胃经。葱白发表，通阳，解毒。《本草正义》:"（鲜葱白）去青用白，取其轻清；或连须用，欲其兼通百脉；若单用青葱茎，则以疏通肝络之郁窒，与葱白专主发散不同。"猪蹄、葱白、豆腐、红糖合用可通乳，适用于乳汁不下。

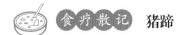 **食疗散记** **猪蹄**

　　猪蹄又叫猪脚、猪手，营养丰富，美味可口。不仅是家常菜肴，因含有丰富的胶原蛋白，是滋补佳品。中医认为，猪蹄性平，味甘咸，归胃经，具有补气血、润肌肤、通乳汁、托疮毒之功效，可用于虚劳赢弱、产后缺乳、面皱少华、痈疽疮毒。

　　《注解伤寒论》认为猪蹄皮可"和血脉，润肌肤"。《本草经疏》:"乳属阳明，阳明脉弱则乳汁不通，（猪蹄）益阳明经气血，故能下乳。"《本草图经》:"行妇人乳脉，滑肌肤。"《随息居饮食谱》:"填肾精而健腰脚，滋胃液以滑皮肤，长肌肉可愈漏疡，助血脉能充乳汁，较肉尤补。"催乳，治产后气

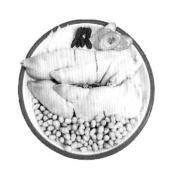

图 23　猪蹄、黄豆、枸杞子等

血不足、乳汁缺乏，单用本品或加黄芪、当归、黄豆等炖熟服食（图 23）。

　　猪蹄中所含胶原蛋白质在烹调过程中可转化成明胶，能结合多量水，从而有效改善机体生理功能和皮肤组织细胞的储水功能，防止皮肤过早褶皱、延缓皮肤衰老，具有美容养颜的作用，使肤色红润、白皙、富有弹性。还可促进毛皮生长，防治进行性肌营养不良症，使冠心病和脑血管病得到改善，对消化道出血、失水性休克有一定的疗效。猪蹄含维生素 E、维生素 A，有清除自由基、抗氧化、延缓衰老、纠正视觉疲劳、提高视力的作用。对于四肢疲乏、腿部抽筋、麻木，消化道出血，失血性休克及缺血性脑病患者有一定的辅助疗效，它还有助于青少年生长发育和减缓中老年妇女骨质疏松。

　　清光绪二十二年（1896）北洋大臣李鸿章奉旨出使欧美各国，在外漂泊数月，因不习惯西餐，思念家乡饮食，回归直隶总督衙署后，要膳食总管董茂山做有特色的家常菜。董茂山心领神会，与师弟长春园掌柜商讨切磋，按照李鸿章家乡合肥烹饪习惯，取猪蹄燎毛洗净，剁开，放入沸水锅中烹烫，捞出，沥水。锅置火上，加花生油，烧至七成热，入葱段、姜片，煸炒后加入猪蹄、酱油、料酒、八角、冰糖、精盐、高汤，烧沸，撇去浮沫，烧沸，小火慢炖一个时辰，做成冰糖猪蹄。在总督署东花厅的宴席中董茂山奉上此菜，李鸿章品尝后赞不绝口。此后冰糖猪蹄亦成为直隶衙署官宴待客的主菜之一。

　　猪蹄接地气，一般人都可以吃，更是年老体弱者、产后缺乳妇女、失血者、腰脚软弱无力亚健康者、痈疽疮毒久溃不敛者的食疗佳品。

　　不过，有胃肠消化功能减弱的老年人每次不可食之过多；患有肝炎、胆囊炎、胆结石、动脉硬化、高血压病的患者应少食或不食为好；凡外感发热和一切热证、实证期间不宜多食；胃肠消化功能减弱的儿童也不能过量食用。

　　除了冰糖猪蹄外，猪蹄还可用于炖汤、烧、卤；做成缠蹄、煮熟切片凉拌。具体做法是将新鲜猪蹄去毛刮净后，剖开并取出内骨，用盐腌渍，卷成圆棒形，用干净布包裹，并用细长的草绳从头到尾地缠紧，放到锅中煮熟，拆去绳索包布，即可切成一片片缠蹄肉用于凉拌。猪蹄带皮煮的汤汁用来煮面条，味道鲜美而且富含有益皮肤的胶质，为女顾客所喜好。

猪蹄通乳食疗时应少放盐，不放味精。

产后回乳

产后回乳是指给小孩断奶后，让乳房不再分泌乳汁。回乳的方法分为自然回乳及药物回乳两种。一般来说，因哺乳时间已达 10 个月至 1 年而正常断奶者，常可使用自然回乳方法。如果因各种疾病或特殊原因在哺乳时间尚不足 10 个月时断奶者，则多采用药物回乳。正常断奶时，如果奶水过多，自然回乳效果不好时，也可使用药物回乳。

在哺乳期的时候，产妇乳腺根据婴幼儿的需求，分泌大量的乳汁。一般隔两三个小时就会胀一次奶，哺乳之后乳房松弛，重新开始泌乳。产妇回乳一般受以下三个因素影响。

饮食因素（30%）：产妇初期要多喝清淡的汤，炖汤时不要刻意放油，最好吃一些麻油，不要放调料，因为调料有回奶的作用，而其他油类有堆积脂肪的作用。

乳腺不通（25%）：乳房自身有调节奶量的作用，乳房的奶量与乳房清空的程度有关，吃得越空，产得越多。在多年的每月周期内分泌的促使下，乳腺管内难免会残留一些人体的分泌物，这些分泌物的多少与人的精神状态、精神压力、长时间佩戴胸罩、环境恶劣、饮食结构等有着直接的关系，时间

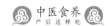

一久，这些分泌物就形成堵塞奶管的罪魁祸首。

精神因素（20%）：产妇要保持心情舒畅，千万不能生气，生气后很容易就回奶了。产妇更要多注意休息，保证睡眠充足。

刚开始回乳的时候，乳房胀痛明显，甚至有硬结。待回乳成功之后，乳房松软，不会胀奶，没有明显硬结和疼痛。没有奶时，挤压乳头可能还见有乳汁流出，属于正常现象，待过几个月会自行吸收。

中医学认为乳汁为冲任气血所化生，张景岳《景岳全书》："妇人乳汁，乃冲任气血所化，故下则为经，上则为乳。"《傅青主女科》："夫乳乃气血所化生，无血故不能生成乳汁，无气亦不能生乳汁。"乳房属肝，产后特别是引产、死胎、死产后的患者往往伴有情志不畅，肝气郁结，失于疏泄，郁则不通，不通则痛，易致乳房胀硬等不适。故自拟回乳方中以引血回乳药为主，辅以疏肝行气。妇女断乳若方法不当或不及时，易使乳汁郁积致乳络不通。根据妇人产后多虚多瘀的病理特点，其回乳不可妄用活血破血等药，应予以耗散气血及引气血下行之药，断绝乳汁生成之源而回乳。

产后回乳推荐食疗方如下。

【山楂麦芽汤】

［**食材**］山楂 9 克，炒麦芽 9 克，芡实 9 克，薏苡仁 9 克。

［**配料**］红糖 10 克。

［**制作方法**］① 山楂片、芡实、炒麦芽、薏苡仁一同装入纱布袋内，扎紧。② 锅里倒入清水适量，放入料袋，放在旺火上烧开，转用小火煮半小时，捡去料袋，加入红糖调味即成。

［**食用方法**］每天 1 次。

［**药食解析**］小麦含有 B 族维生素和矿物质，有养心、益肾、除热、止渴的功效。薏苡仁含丰富的碳水化合物，其主要成分为淀粉及糖类。芡实具

有固肾涩精的功效。山楂味酸、甘，性微温，归脾、胃、肝经，有回乳、消食健胃、行气散瘀、化浊降脂的功效。

【 花椒红糖汤 】

［**食材**］花椒 12 克，红糖 30 克（图 24）。

［**配料**］清水。

［**制作方法**］花椒 12 克洗净。锅置火上，加水 400 毫升，放入花椒，煎成 250 毫升，加入红糖 30 克搅拌溶化即可。

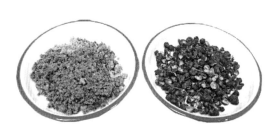

图 24　花椒、红糖食材

［**食用方法**］每天 1 次。

［**药食解析**］花椒气味芳香，可除各种肉类的腥膻臭气，能促进唾液分泌，增加食欲；有研究发现，花椒能使血管扩张，从而能起到降低血压的作用。此汤有散寒下气的作用，可用于回乳。

【 炒麦芽汁 】

［**食材**］炒麦芽 60 克。

［**配料**］清水。

［**制作方法**］锅置火上，放入适量清水、炒麦芽，煎取汤汁，当茶饮服。

［**食用方法**］每天 1 次。

［**药食解析**］炒麦芽味甘、性平，归脾、胃经，具有行气消食回乳的功效。

在饮食方面要适当控制汤类饮食。不要再让孩子吸吮乳头或挤乳。但不可以立即停止喂奶。自然回乳中见乳房胀疼，可以用温热毛巾外敷，并从乳房根部到乳头进行推揉。乳汁少的妇女，只要逐渐减少哺乳次数，乳汁分泌自会渐渐减少而停止；减少进食荤性汤水。

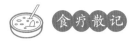 **食疗散记** **小麦**

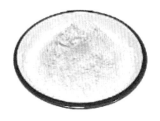

图25　面粉

小麦是北方人的主食，也是世界上分布最广、栽培面积最大的粮食作物。

小麦富含淀粉、蛋白质、脂肪、矿物质、钙、铁、维生素 B_1、维生素 B_2、烟酸及维生素 A 等。小麦面粉（图 25）除供人类食用外，少量用来生产淀粉、酒精、面筋等。

面筋亦作"面觔"，小麦粉加入适量水、盐、搅匀上劲，形成面团，清水反复搓洗，把面团中淀粉和其他杂质洗掉，剩下凝结成团、富有黏性的胶体蛋白质就是面筋。

沈括《梦溪笔谈》："濯尽柔面，则面筋乃见。"陆游《老学庵笔记》："豆腐、面觔、牛乳之类，皆渍蜜食之。"《本草纲目》："面筋，以麸与面水中揉洗而成者。古人罕知，今为素食要物。"袁枚《随园食单》："一法面筋入油锅炙枯，再用鸡汤、蘑菇清煨，一法不炙，用水泡，切条入浓鸡汁炒之，加冬笋、天花……加虾米泡汁，甜酱炒之，甚佳。"《红楼梦》第六一回："春燕说荤的不好，另叫你炒个面筋儿，少搁油才好。"陈作霖《金陵物产风土志》："磨坊取麦麸揉洗之，成小团，炙以火，张其外而中虚，谓之贴炉面筋。"

面筋蛋白质含量高于瘦猪肉、鸡肉、鸡蛋和大部分豆制品，还富含钙、铁、磷、钾等多种微量元素，属于高蛋白、低脂肪、低糖、低热量食物。

面筋手团成球形，投入热油锅内炸至金黄色捞出即成"油面筋"。洗好的面筋投入沸水锅内煮80分钟至熟，即是"水面筋"。《食鉴本草》："性凉寒，宽中，益气。"《本草纲目》："解热，和中，劳热人宜煮食之。"《医林纂要》："解面毒，和筋养血，去瘀。"《随息居饮食谱》："解热，止渴，消烦。"

生面筋发酵，高温蒸制，是为烤麸。四鲜烤麸是中原开封传统名菜，后传入江、浙、沪，家常菜有红烧烤麸、凉拌烤麸、素什锦、黄花菜烤麸萝卜、水笋毛豆炒烤麸、尖椒炒烤麸。

上海功德林从 1933 年开始自制熟面筋，用大油锅把烤麸炸成金黄，略有脆硬，加汤、调料，小火焖烧 1 小时，加香菇、木耳、黄花菜、笋片，淋上麻油。口感丰富，回味悠长。香菇、金针也有取黄金为贵的寓意。

烤麸发酵蒸煮后成霉麸，宁波有醉麸蒸童子鸡，咸鲜、酒香、爽口，是老上海过去的老味道。

清代三百六十行，有"踏面筋"活计，老上海《图画日报》中有"踏面筋"的营业写真，简陋的小作坊，工人站在一口大缸里踏面筋，像腌制咸菜一样。

产后恶露不绝

产妇分娩后随子宫内膜特别是胎盘附着物处内膜的脱落，含有血液、坏死内膜等组织经阴道排出称为恶露。恶露持续的时间因人而异，平均为 21 天，短者可为 14 天，长者可达 6 周。分泌恶露的 3 个阶段：① 血性恶露，色鲜红，含大量血液，量多，有时有小血块，有少量胎膜及坏死内膜组织。血性恶露持续 3 ～ 4 天，子宫出血量逐渐减少，浆液增加，转变为浆液恶露。② 色淡红含多量浆液性，少量血液，但有较多的坏死内膜组织、宫颈黏液、宫腔渗出液，且有细菌。浆液恶露持续 10 天左右，浆液逐渐减少，白细胞增多，变为白色恶露。③ 白色恶露，黏稠，色泽较白，含大量白细胞、坏死内膜组织、表皮细胞及细菌等。白色恶露持续 3 周干净。正常恶露有血腥味，但无臭味，持续 4 ～ 6 周，总量 250 ～ 500 毫升，个体差异较大。通过对恶露的观察，注意其质和量、颜色及气味的变化，以及子宫复旧情况，可以了解子宫恢复是否正常。产后血性恶露持续 2 周以上，仍淋漓不尽，或同时伴有其他全身症状，称为"恶露不绝"。又称"恶露不尽""恶露不止"。

西医认为其主要病因为子宫复旧不良、胎膜胎盘残留及感染所致的晚期产后出血。中医学认为，产后恶露不尽是因产妇子宫在分娩中受创所致的气血瘀滞、瘀血内阻。本病始见于《金匮要略·妇人产后病脉证治》："产后七八日，无太阳证，少腹坚痛，此恶露不尽。"其后各家对本病多有论述。《诸病源候论》卷四十四："产后崩中恶露不尽候，产伤于经血，其后虚损未平复，或劳役损动，而血暴崩下，遂因淋沥不断时来，故谓崩中、恶露不尽。"产后恶露不尽可分为气虚型、血热型、血瘀型，常用方剂有补中益气汤、保阴煎、生化汤。常用中成药有补中益气丸、益母草颗粒、生化颗粒、六味地黄丸等。西医学产后子宫复旧不全、胎盘胎膜残留、晚期产后出血等疾病，均可参照本病辨证治疗。

产后恶露不绝推荐食单如下。

【 当归生姜羊肉汤 】

［**食材**］羊肉 500 克，当归 9 克，生姜 15 克。

［**配料**］盐、葱、味精、水各适量。

［**制作方法**］① 当归、生姜片装入药包备用。② 羊肉切成小片，放入砂锅中用沸水焯一下，以去其膻腥；焯水完成后取出羊肉备用。③ 砂锅中加入清水 500 毫升，放入药包，煎取药汁约 200 毫升。④ 砂锅中加水，放入焯好的羊肉，小火慢煮，直到羊肉烂熟。⑤ 加入药汁，兑匀，并加盐、葱、味精等调味品，稍沸，即可食用。

［**食用方法**］每天 1 次。

［**药食解析**］当归生姜羊肉汤出自《金匮要略》，具有温中补虚、祛寒止

痛之功效。方中当归、羊肉兼补兼温，而以生姜宣散其寒。"精不足者，补之以味"，羊肉止痛，适用于寒疝腹中痛及胁痛里急者，产后腹中疞痛，腹中寒疝，虚劳不足。

【 益母草瘦肉汤 】

［**食材**］猪肉（瘦）320 克，益母草 40 克。

［**配料**］盐、水适量。

［**制作方法**］① 将买回来的益母草的根部去掉，剩下的都可以用，长的话就用刀切两至三小段。② 瘦肉切片放点油腌制几分钟。③ 水烧开后放益母草下去一起煮。④ 待益母草煮开后将剩下的瘦肉放下去一起煮，煮到汤再次开加点盐调一下味。

［**食用方法**］每天 1 次。

［**药食解析**］猪肉含有丰富的优质蛋白质和必需的脂肪酸，并提供血红素（有机铁）和促进铁吸收的半胱氨酸，能改善缺铁性贫血；具有补肾养血，滋阴润燥的功效；猪瘦肉相对其他部位的猪肉，其含有丰富的优质蛋白，脂肪、胆固醇较少，一般人群均可适量食用。益母草有活血、祛瘀、调经、消水，治疗妇女月经不调、产后血晕、瘀血腹痛、崩中漏下、尿血等的作用，是历代医家用来治疗妇科病的要药。

【 黄芪红花大枣粥 】

［**食材**］黄芪 30 克，红花 10 克，大枣 30 克，粳米 100 克。

［**制作方法**］先将黄芪、红花一起煎水取汁，再放大枣和粳米一起熬成粥。

［**食用方法**］每天 1 次。

［**药食解析**］黄芪补气行气活血效果非常好，红花活血化瘀，红枣生津，养血益气，一起煮粥吃养气活血，温暖子宫，适合产后瘀阻胞宫、恶露不尽患者食用。

【 桃仁粥 】

［**食材**］桃仁 10 ～ 15 克，粳米 50 克。

［**配料**］红糖适量。

［**制作方法**］将桃仁捣碎，加水浸泡去渣留汁。将粳米洗净加水煮粥，待粥半熟时加入桃仁汁和红糖少许，炖至粥熟即成。

［**食用方法**］每天 1 次。

［**药食解析**］桃仁活血化瘀，所谓"旧血不去，新血不生"，药理研究表明桃仁除了具有抗凝血作用及抗血栓形成作用外，还具有子宫收缩作用，有助于产后子宫复旧和止血。粳米健脾益气。二者合用可加速子宫修复，将恶露尽快排出。

［**使用注意**］此粥不可久服，恶露止后即停用。

【 三七藕汁羹 】

［**食材**］三七粉 5 克，鸡蛋 2 个，鲜藕汁 50 毫升。

［**配料**］陈年老酒 50 毫升。

［**制作方法**］将鸡蛋壳洗净，打入碗中，倒入陈年老酒、鲜藕汁及三七粉，一同打散成浆。放蒸笼上，大火蒸熟即可。

［**食用方法**］每天 1 次。

［**药食解析**］本品活血化瘀，通经止血，行气止痛。适用于产后瘀血内阻所致产后恶露不净。

【人参蒸乌鸡】

［**食材**］人参 10 克，乌骨鸡 1 只（图 26）。

［**配料**］食盐少许。

［**制作方法**］将乌骨鸡宰杀，去毛及内脏洗净；人参浸软切片，装入鸡腹中，鸡放入砂锅内，加食盐，隔水炖煮至鸡烂熟。

［**食用方法**］每天 1 次。

［**药食解析**］本品益气摄血。适用于产后气虚恶露不净。

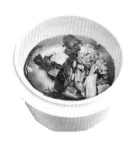

图 26 人参蒸乌鸡

【旱莲茅根炖肉】

［**食材**］墨旱莲 30 克，白茅根 30 克，猪瘦肉 60 克。

［**制作方法**］将墨旱莲、白茅根洗净，水煎，去渣取汁，加入猪瘦肉，用 3 碗水煎至 1 碗，放适量调味品即可。

［**食用方法**］每天 1 次。

［**药食解析**］本品滋阴清热，凉血止血。适用于产后阴虚内热所致的恶露不净。

产后血晕

产妇分娩后突然头晕眼花，不能起坐，或心胸满闷，恶心呕吐，痰涌气急，心烦不安，甚则神昏口噤，不省人事，称为"产后血晕"。产后出血是分娩期严重并发症，居产妇死亡原因首位，如短时间内快速、大量失血可迅速发生失血性休克，危及产妇生命。

发生产后血晕的主要病因：① 子宫收缩乏力：是引起产后出血最常见的原因，包括产妇全身因素、局部因素及产科并发症等造成子宫不能有效收缩止血。② 胎盘因素：产后 30 分钟胎盘仍不排出，胎盘剥离面血窦不能关闭导致产后出血。③ 软产道损伤：因宫缩过强、急产、阴道助产操作不当，可引起会阴、阴道、宫颈裂伤，严重阴道裂伤可达穹窿，宫颈裂伤可延伸至子宫下段，甚至形成阔韧带血肿。④ 凝血功能障碍：排除上述原因，还需考虑全身疾病导致的凝血功能障碍及产科并发症等影响凝血功能。

中医认为导致产后血晕的病机不外乎虚、实两端。虚者多由阴血暴亡，心神失守而发；实者多因瘀血上攻，扰乱心神所致。产妇素体气血虚弱，复因产时失血过多，以致营阴下夺，气随血脱，而致血晕。产时或产后感受风寒，寒邪乘虚侵入胞中，血为寒凝，瘀滞不行，以致恶露涩少，血瘀气逆，上扰神明，而致血晕。产后血晕可分为血虚气脱证和瘀阻气闭证，常用方剂有参附汤、当归补血汤、夺命散。治疗本病应本着"急则治其标"的原则，对于休克的产妇，应尽快入院明确诊断，采取中西医急救对症支持治疗，确保生命安全，病情稳定后可用食物进行调理。

产后血晕推荐食单如下。

【 天麻炖鸡 】

[**食材**] 天麻片 10 克，净老母鸡 1 只。

[**配料**] 生姜等调料少许。

[**制作方法**] 将天麻洗净。生姜洗净，切成丝，与天麻一同填入老母鸡的腹中，放入炖锅内，加适量水，用旺火煮沸，再改用小火炖至鸡熟烂，加入调料调味即可。

［**食用方法**］喝汤吃肉。

［**药食解析**］天麻性平，味甘，可平肝止晕。现代研究表明，天麻有增强人体免疫功能的作用。老母鸡能温补全身气血。二物合用，可大补气血、息风止晕。

【 大枣莲子粥 】

［**食材**］大枣 10 枚，莲子 8 枚，粳米 50 克。

［**配料**］冰糖适量。

［**制作方法**］将大枣、莲子、粳米共入锅中，加适量水煮成粥，用冰糖调味即可。

［**食用方法**］每天 1 次。

［**药食解析**］大枣性温，味甘，可补养心脾、养血安神。莲子性平，味甘、涩，能补脾、养心、安神。粳米性平，味甘，可补中益气。冰糖性平，味甘，能补中缓急。现代研究表明，大枣煎剂具有促进造血、增加血中含氧量、滋养全身细胞的作用。诸物合用，可补益气血、健脾养心。

【 肝肺补益汤 】

［**食材**］猪肝、猪肺各 1 副，陈皮 5 克。

［**配料**］食盐适量。

［**制作方法**］将猪肝、猪肺洗净，切小块，同陈皮一起放入砂锅，加水煮 20 分钟后，加适量盐出锅。

［**食用方法**］每天 1 次，食猪肝、猪肺并喝汤。

［**药食解析**］猪肝性温，味甘、苦，可补养肝血。猪肺性平，味甘，能补肺、润燥、止嗽。陈皮性温，味苦、辛，可健脾理气、燥湿化痰。现代研

究表明，猪肝含有丰富的铁与 B 族维生素，对缺铁性贫血有较好的疗效。诸物合用，可大补气血、滋而不腻。

【地黄粥】

［**食材**］熟地黄 30 克，粳米 50 克。

［**配料**］砂糖适量。

［**制作方法**］将熟地黄入锅，加适量水煎取汁。用熟地黄汁与粳米共煮成粥。

［**食用方法**］每天 1 次。

［**药食解析**］熟地黄性微温，味甘，能补血滋阴、益精填髓。粳米性平，味甘，可补中益气。现代研究表明，熟地黄具有强心、降血糖和增强人体免疫功能等作用。二物合用，可补益脾肾、养血滋阴。

产后血晕，忌食生冷食物，多吃具有补气血功效、营养丰富易于消化的食物，如鸡血、鸭血、猪血等；多吃水产和畜禽蛋奶类，如海参、鳗鱼、墨鱼、鲫鱼、黄鳝、猪肝、猪蹄、肉骨头、乌骨鸡、鸡蛋、牛奶等；还应多吃大枣、黑芝麻、核桃肉等。

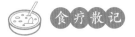 **食疗散记** **鸡鸭血汤**

鸡鸭血汤始自 20 世纪 20 年代上海，一位叫许福泉的小贩在石库门弄堂挑担售卖，用俗称"铁牛"的深腹铸铁锅烧汤，中间用铝皮隔开，一半烫血，另一半以鸡头鸡脚吊汤。每有客人，就从锅边盛器中拨少许鸡心、肝、肫、肠，再浇上一勺血汤，撒上葱花、淋几滴鸡油，热气腾腾，香气四溢，价廉物美。为普通大众四时小吃。鸡鸭血汤一般不单吃，多辅以生煎馒头、小笼包或锅贴。

本地馆子"老松盛"也用一口圆锅，中间用铝皮隔开，一边用煤炭烧，用于烫血，另一边用煤球，用于保温。从大桶里盛的血，沸水里烫一下，再放入保温炉中。保温炉的火不能太大，不然血容易老。客人要吃的时候，就从保温炉中盛出血汤，加入肠子、鸡心、鸡胗，滴上油、撒葱花、味精、盐、胡椒粉，油是用猪油和鸡油熬制，漂在汤面，一闪一闪，加上葱花点缀，红白翠、鲜香、微辣。上桌，趁滚热品尝，入口汤鲜，鸡血嫩滑，鸡肠富有嚼劲。

鸡鸭血能补血、解毒，最适宜贫血患者、孕妇和消化功能弱的人补养。城隍庙的老松盛，鸡鸭血汤每天平均卖出 100 碗左右。

1973 年，西哈努克到上海逛城隍庙，当地准备了 14 道点心，其中就有鸡鸭血汤，其要求汤中鸡卵大小、色泽、形状相同。为此城隍庙的大厨专程前往嘉定南翔，杀了当地草鸡才找到符合高标准的鸡卵。贵宾来到城隍庙，品尝之下对十四道美点大加赞赏，尤其是鸡鸭血汤，吃了一碗还要一碗。

产后汗证

产后汗证包括产后自汗和产后盗汗两种。产妇产后涔涔汗出，持续不止，动则益甚者，称为"产后自汗"；若寐中汗出湿衣，醒来自止者，为"产后盗汗"，统称为产后汗证。不少妇女产后汗出较平时为多，尤以进食、活动后或睡眠时为著，此因产后气血骤虚、腠理不密所致，可在数天后营卫自调而缓解，不作病论。本病以虚证为主，主要病机为产后耗气伤血，气虚阳气不固，阴虚内热迫汗外出。本病主因为气虚、阴虚。常用方剂有归脾汤、当归六黄汤、青蒿鳖甲汤、知柏地黄汤。

产后汗证推荐食单如下。

【参麦五味鸡】

［**食材**］童子鸡 100 克，党参 9 克，麦冬 6 克，五味子 3 克。

［**配料**］葱、姜、料酒适量。

［**制作方法**］将鸡洗净切块氽水，放入炖锅内加水蒸至六成熟时，加入中药材再蒸 30 分钟，加入调味料即可。

［**食用方法**］每天 1 次。

［**药食解析**］本品可益气敛汗，养阴。

【枣莲桂圆粥】

［**食材**］粳米 50 克，莲子 50 克，红枣 50 克，桂圆 10 克。

［**制作方法**］粳米洗净加入莲子、红枣、桂圆和水煮至粥稠即可。

［**食用方法**］每天 1 次。

［**药食解析**］本品可养心补血，滋阴敛汗。

【黑豆小麦粥】

［**食材**］黑豆、浮小麦各 30 克，粳米 100 克，大枣 5 枚。

［**制作方法**］将黑豆、浮小麦洗净后加水煮熟，捞去黑豆、小麦。取汁与粳米、大枣同煮成粥。或将浮小麦、黑豆、枣、粳米同煮成粥。

［**食用方法**］每天 1 次。

［**药食解析**］浮小麦味甘，性凉。归心经。除虚热，止汗。主治阴虚发热，盗汗，自汗。与黑豆、粳米、大枣同用可滋阴止汗。本品适用于阴虚型产后盗汗。

【 参芪鸽肉汤 】

[**食材**] 党参、黄芪各 20 克，山药 30 克，净白鸽 1 只。

[**配料**] 精盐、调料各适量。

[**制作方法**] 将白鸽肉切块放砂锅中，加党参、黄芪、山药、精盐、调料和水适量，小火炖煮 50 分钟，肉熟烂即成。

[**食用方法**] 每天 1 次。

[**药食解析**] 本品益气健脾，补中和胃。适用于气虚型产后自汗。

【 黄芪黑豆羊肚汤 】

[**食材**] 黄芪、黑豆各 50 克，羊肚 1 只。

[**配料**] 调料各适量。

[**制作方法**] 将羊肚用精盐搓去内壁附着物，洗净，切成小块，放入砂锅中，加入黄芪、黑豆、调料等，用小火炖煮，至肚熟烂即可。

[**食用方法**] 每天 1 次。

[**药食解析**] 本品益气，止汗，敛阴。适用于气虚型产后自汗。

【 蒸鳝鱼猪肉 】

[**食材**] 黄鳝 250 克，猪肉 100 克。

[**配料**] 调料适量。

[**制作方法**] 剖黄鳝，洗净，与猪肉均切成片，同放碗中，加精盐、酱油、黄酒、葱、生姜拌匀，上笼蒸熟。

[**食用方法**] 每天 1 次。

[**药食解析**] 益气补血。适用于气血亏虚之产后自汗、盗汗。

食疗散记 枣

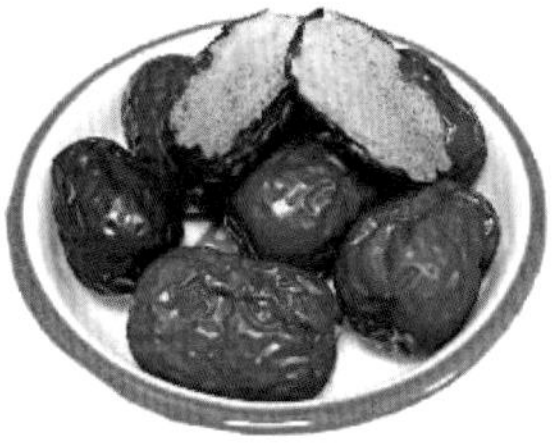

图27 红枣

枣子果实深红鲜亮，个大皮薄、肉质细脆，酸甜可口、质脆汁多，丝长，口感酥脆、营养丰富，风味独特，鲜食、干枣、蜜枣兼可。

红枣（图27）维生素含量高，脆熟期维生素C含量高达600毫克/100克，是苹果、桃子含量的100倍，有“天然维生素丸”“百果之首”美誉。枣子还含有人体所必需的8种氨基酸，能助长儿童发育、成人保健，能提高智力、延缓衰老。民间有“一天吃把枣，走路小步跑”“天天吃红枣，一生不显老”之说。

大枣“繁枝四合，丰茂苍郁，离离朱实，甘如含蜜”，红枣在我国栽培有4 000多年历史，《诗经》“八月剥枣”，《礼记》“枣栗饴蜜以甘之”，《战国策》“北有枣栗之利……足食于民”，《韩非子》记载饥荒时政府用枣栗救民，视枣为“铁杆庄稼”“木本粮食”。

历代中医籍记载，大枣味甘性温，归脾、胃经，有补中益气、宁心安神、滋阴补阳、养胃健脾、强筋壮骨、滋颐润颜、益智健脑、增强食欲之效，脾胃虚弱、腹泻、倦怠无力的人，吃了能增加食欲、治疗腹泻；红枣和生姜、半夏同用，可治疗饮食不慎所引起的胃炎与胃胀、呕吐。所以产后伤食，推荐山药红枣粥。另外，女性抑郁症、心神不宁，甘麦大枣汤有养血安神、疏肝解郁的功效。

文史学家郑逸梅先生《民国老味道》：“枣有红黑二种，红者以产于鲁燕者为佳，称北枣，黑者则以浙之金衢为胜，称南枣，腴美异常。”山东枣庄素有枣乡之称，为历代皇家贡枣，也被销往全国各地。

史料记载，宋徽宗将大量货运的官船调拨去运送“花石纲”（用船队运送的花石树木），商家私船趁机而入，把持城市的货运市场，操控物价，当时的红枣一定不便宜。南宋文天祥有诗云“桑枣人家近，蓬蒿客路长”。说明人们爱吃红枣。

现代药理研究发现，红枣能促进白细胞的生成，降低血清胆固醇，提高血清白蛋白和人体免疫力，增强抗病能力，抑制癌细胞。经常食用鲜枣的人很少患胆结石，因为鲜枣中有丰富的维生素 C，能使体内多余的胆固醇转变为胆汁酸。枣所含的芦丁、环磷酸腺苷，能扩张血管、抗过敏，降低血压，增加心肌收缩力、改善心肌营养、消除疲劳，对防治心脑血管疾病有良好的作用。

红枣所含维生素 C 和环磷酸腺苷，能促进肌肤细胞的代谢，防止黑色素沉着，养颜补血，使肌肤洁白细滑红润，达到美白肌肤、祛斑的美容护肤功效，促进女性荷尔蒙分泌，加强胸部发育。经常用红枣煮粥或者煲汤，能促进人体造血，有效预防贫血，使肌肤红润。

红枣能够养血安神、滋补脾胃。孕妇食用红枣，能补中益气、增强食欲，产妇能增强体质、加快身体复原。

红枣一年四季都可以吃，春秋季节，乍寒乍暖，在红枣中加几片桑叶煎汤代茶，可预防伤风感冒；夏令炎热，红枣与荷叶同煮可利气消暑；冬日严寒，红枣汤加生姜、红糖，可驱寒暖胃。

红枣的食用方法有很多，蒸、炖、煨、煮均可。最常用的方法是将红枣煎水服用，这样既不会影响疗效，也可避免生吃所引起的不适。也可以在粥里加入红枣，做成枣粥食用。另外，可以煮红枣莲子汤、红枣花生汤。红枣还可以煮蛋吃，小火将鸡蛋煨熟，有很好的补血作用。广东人煲红枣乌鸡汤，是当地的名产，老火靓汤，入口甘甜，女性经常服用气色会越来越好。

广东的红枣乌鸡汤，是将乌鸡、阿胶、黄精、芡实、桂圆、红枣、枸杞子、桑椹，慢火炖煮 2 小时，能养肝、益气、补血。据说这汤在当地流传了 1 000 多年。岭南地区多湿热，长久居住，广东人喜欢这种老火靓汤，火候足，时间长，既取药补之效，又得食疗之甘。他们还把红枣和银耳、冰糖入锅熬汤，有止咳润肺作用，对嗓子也有良好的保健作用。

广东还有酸枣麨，"枣取红软者，箔（席）上日曝令干，大釜中煮之，水仅自淹，一沸即漉（取出），盆研之。生布绞取浓汁，涂盘上或盆中。盛暑，日曝使干，渐以手摩挲，散为末。以方雨匕（勺）投一碗水中，酸甜味足，即成好浆。远行用和米，饥渴俱当也"。

产后不寐

产后不寐，是指新产之后不易入睡，或整夜转侧，难以安眠。产后不寐总由产后营血亏虚，阳不入阴，气血阴阳失调所引起。《不居集·怔忡惊悸健忘善怒善恐不眠·产后不寐》："凡病后及妇人产后不得眠者，皆气血虚，而心脾二脏不足也。"《医述·女科原旨·产后》："产后不寐一证，由于气血大亏，阴不维阳者居多。"产后不寐可分为心脾两虚、血虚等证型，常用方剂有归脾汤、养心汤、天王补心丹、酸枣仁汤等。

产后不寐推荐食单如下。

【 甘地黑米粥 】

［**食材**］黑米 30 克，血糯米 30 克，红枣 12 克，甘草 6 克，生地黄 6 克。

［**制作方法**］生地黄、甘草煎汁 50 毫升备用。另黑米、血糯米、红枣洗净加水煮至将好时，加入生地黄、甘草汁煮至粥稠即可。

［**食用方法**］每天 1 次。

［**药食解析**］本品可养阴安神，清心除烦。

【 酸枣桂莲汤 】

［**食材**］莲子 50 克，酸枣仁 6 克，红枣 12 克，桂圆 12 克。

［**制作方法**］莲子、桂圆、红枣洗净小火煮至酥烂时，将酸枣仁打烂成粉末放入枣汤内即可。

［**食用方法**］每天 1 次。

［**药食解析**］酸枣仁味甘，性平。归心、肝经。有宁心安神，养肝，敛汗之效。主治虚烦不眠，惊悸怔忡，体虚自汗、盗汗。与莲子、红枣、桂圆合用可补血养心，益气安神。

【 黄连人参须酸枣仁汤 】

［**食材**］黄连 1.5 克，人参须 10 克，酸枣仁 15 克，排骨或瘦肉 100 克。

［**配料**］水适量，调料少许。

［**制作方法**］将排骨或者瘦肉洗净，加入黄连、人参须、酸枣仁和适量水一起炖汤服用。

［**食用方法**］每天 1 次。吃肉喝汤。

［**药食解析**］黄连能去心脾积热，人参须助清心除烦，酸枣仁则安神定志，三者搭配炖汤服用，能起到清心降火的作用。

【 当归远志阿胶汤 】

［**食材**］当归、阿胶各 10 克，远志 15 克。

［**制作方法**］先用纱布把当归和远志包起来煎煮 30 分钟，去掉汤渣后，再把阿胶加入煮好的汤里炖 1 小时左右。

［**食用方法**］每天 1 次。

［**药食解析**］远志有助于安神定志，当归和阿胶则是养血的食材，一起搭配使用，有助于养血安神。

产后抑郁

产后抑郁，相当于西医"产褥期抑郁症"。产褥期妇女精神疾病的发病率明显高于妇女的其他时期，尤其以产褥期抑郁症较常见。1968 年 Pitt 首次将产妇在产褥期内出现抑郁症状称为产褥期抑郁症（postpartum depression，PPD）。

产后抑郁的病因目前尚不明确，可能与下列因素有关：神经内分泌因素、遗传因素、心理因素、妊娠因素、分娩因素和社会因素等。

产褥期抑郁症的主要表现是抑郁，多在产后 2 周内发病，产后 4～6 周症状明显，产妇多表现为心情压抑沮丧、感情淡漠、不愿与人交流，甚至与丈夫也会产生隔阂。有的产妇还可表现为对生活、对家庭缺乏信心，主动性下降，流露出对生活的厌倦，平时对事物反应迟钝、注意力不易集中，食欲、性欲均明显减退。产褥期抑郁症患者亦可伴有头晕、头痛、胃部不适、心率加快、呼吸增加、便秘等症状，有的产妇有思维障碍、迫害妄想，甚至出现伤婴或自杀行为。

产后抑郁诊断可参照 Edinburgh 产后抑郁量表（表 10）。

＊ 表10　Edinburgh产后抑郁量表 ＊

内　容	同以前一样	没有以前那么多	肯定比以前少	完全不能
1. 我能看到事物有趣的方面，并能笑得开心	0	1	2	3
2. 我欣然期待未来的一切	0	1	2	3

内　　容	没有这样	很少这样	有时这样	经常这样
3. 当事情出错时,我会不必要地责备自己	0	1	2	3
4. 我无缘无故感到焦虑及担心	0	1	2	3
5. 我无缘无故感到害怕或恐慌	0	1	2	3
6. 我很不愉快,难以入睡	0	1	2	3
7. 我感到悲伤和痛苦	0	1	2	3

内　　容	我应付得与过去一样好	大多数时间我应付得比较好	有时我不能像平时那样应付	大多数情况下我全然不能应付
8. 很多事情冲着我而来,使我透不过气	0	1	2	3

内　　容	从不	极少有	有时	经常
9. 我很不愉快,想哭泣	0	1	2	3
10. 我想过要伤害自己(自杀)	0	1	2	3

测试结果:把选择的选项分数相加得出总分,总分 ≥ 13 分者可诊断为产后抑郁症。

中医古籍中没有"产后抑郁症"病名之记载,根据其症状表现可归属于"郁证""脏躁""百合病"等范畴。本病发病与产褥期生理、病理有关,将其病因病机归纳为产后思虑太过,所思不遂,心脾两伤,气虚血弱;产后瘀血内阻,闭于心窍,神明失常;或素性忧郁,复因情志所伤,肝郁气结。产后抑郁症以虚证多见,即便是实证,也多为虚实夹杂。根据抑郁程度、全身症状、恶露及舌脉,辨明虚实及在气在血。产后抑郁症可分为心脾两虚证、肝气郁结证、瘀血内阻证,常用方剂有归脾汤、甘麦大枣汤、逍遥散、安神生

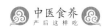

化汤。常用中成药有逍遥丸，适用于肝气郁结证；归脾丸，适用于心脾两虚证；血府逐瘀胶囊，适用于瘀血内阻证；柏子养心丸，适用于阴血亏虚证；天王补心丹，适用于心肾不交证。

产后抑郁推荐食单如下。

【 百莲枸杞小排汤 】

[**食材**] 莲子 9 克，百合 9 克，枸杞子 9 克，小排骨 500 克。

[**配料**] 米酒、盐、味精各适量。

[**制作方法**] ① 将小排骨洗净，斩块，放入沸水中余烫一下，去掉血水，捞出备用。② 将莲子和百合一起洗净，莲子去心，百合掰成瓣，备用。③ 将所有的材料一同放入锅中炖煮至排骨完全熟烂。④ 起锅前加入调味料及枸杞子即可。

[**食用方法**] 每天 1 次。

[**药食解析**] 猪肉味甘、咸，性平，具有滋阴润燥功效；百合、莲子均具有清心泻火、安神解郁的功效；枸杞子可滋补肝肾，米酒能行气活血、养血疏肝。以上几味合用，对产后抑郁或烦躁不安、失眠多梦者有很好的改善作用。

【 当归炖猪心 】

[**食材**] 人参 9 克，当归 12 克，鲜猪心 1 个。

[**配料**] 葱、姜、盐、料酒各适量。

[**制作方法**] ① 将猪心剖开洗净，将猪心里的血水、血块去除洗净。② 将人参、当归洗净，再一起放入猪心内，可用竹签固定。③ 在猪心上撒上葱、姜、料酒，再将猪心放入锅中，隔水炖熟。④ 去除药渣，再加盐调即可。

［**食用方法**］每天 1 次。

［**药食解析**］猪心有很好的补心、强心作用，可改善心悸、失眠健忘等症状；当归具有补血活血的功效；人参可益气健脾；三者合用，对心脾两虚型产后抑郁患者有一定的食疗效果。

【 松仁鸡蛋炒茼蒿 】

［**食材**］松仁 30 克，鸡蛋 2 个，茼蒿 200 克，枸杞子 9 克，葱花少许。

［**配料**］盐、鸡精、水淀粉少许，食用油适量。

［**制作方法**］① 将洗净的茼蒿切碎，将鸡蛋打入碗中，加入少许盐、鸡精，放入葱花，打散、调匀，备用。② 热锅注油烧热，倒入松仁，炸出香味，捞出沥干待用。③ 锅底留油，倒入备好的蛋液，炒熟后盛出，待用。④ 锅中加油烧热，倒入茼蒿碎，炒至熟软，加入盐、鸡粉、鸡蛋、枸杞子，淋入水淀粉，快速翻炒均匀，盛出撒上松仁即可。

［**食用方法**］每天 1 次。

［**药食解析**］松仁益气润肠、调节雌激素水平；鸡蛋补益气血；茼蒿具有平补肝肾、缩小便、宽中理气功效，主治心悸、怔忡、失眠多梦、心烦不安等；三者合用，对肝郁气结产妇有一定食疗作用。

【 香蕉燕麦粥 】

［**食材**］燕麦 150 克，香蕉 1 个，枸杞子 3 克（图 28）。

［**配料**］冰糖适量。

［**制作方法**］① 将香蕉剥去果皮，把果肉切成片，再切条形，改切成丁备用。② 砂锅中注入适量清水烧热，倒入洗好的燕麦。③ 盖上锅盖，烧开后用小火煮 30 分钟至燕麦熟透。④ 揭开锅盖，倒入香蕉丁，放入枸杞子，加

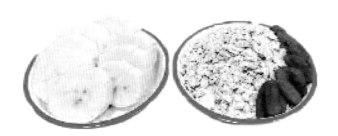

图 28　香蕉、燕麦、枸杞子

入冰糖搅拌匀，用中火煮 5 分钟后，盛出煮好的燕麦粥即可。

［**食用方法**］每天 1 次。

［**药食解析**］香蕉润肠通便、清热生津，益气除烦；枸杞子清肝明目；燕麦益气和胃、解郁除烦、缩小便、宽中理气，主治心悸、怔忡、失眠多梦、心烦不安等；三者煮粥，能益气补虚，舒缓情绪，对产后抑郁、便秘产妇有一定食疗作用。

【 酸枣仁莲子茶 】

［**食材**］酸枣仁 9 克，莲子肉 9 克。

［**配料**］冰糖适量。

［**制作方法**］① 莲子肉泡水 10 分钟，酸枣仁放入棉布袋内备用。② 将莲子沥干水分后放入锅中，放入酸枣仁后，加入 500 毫升的清水，以大火煮沸，再转小火继续煮 20 分钟，关火。③ 加入冰糖搅拌至融化，滤取茶汁即可，莲子可直接食用。

［**食用方法**］每天 1 次。

［**药食解析**］酸枣仁宁心安神，具有镇静作用，适合因情绪烦躁而导致失眠的产妇，莲子肉补肝益肾，含有丰富的色氨酸，有助于稳定情绪，因此这道茶饮对产后抑郁、烦躁不易入眠者有一定的疗效。

【玫瑰香附茶】

［**食材**］玫瑰花 5 朵，香附 9 克。

［**配料**］冰糖适量。

［**制作方法**］① 香附放入壶中，加 500 毫升水煮开，转小火继续煮 10 分钟。② 玻璃杯中放入玫瑰花，将香附水倒入冲泡，加冰糖即可。

［**食用方法**］每天 1 次。

［**药食解析**］玫瑰花疏肝理气、活血化瘀；香附疏肝解郁、行气活血；二者搭配，对产后抑郁症患者有很好的辅助治疗作用，能改善患者抑郁的症状，同时还具有调经止痛的作用。

本病以预防为主，强调家人与社会的关怀与照顾。西医主要采用抗抑郁药物治疗，但会影响哺乳，产妇顾虑较多。中医药可以辅助治疗，食疗方案更易推广和被采纳。

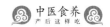

参考文献

［1］ 夏翔，施杞.中国食疗大全［M］.上海：上海科学技术出版社，2011

［2］ 闫松.中华食疗大全［M］.北京：线装书局，2012

［3］ 柴瑞震.吃对食物，轻松调理气血［M］.哈尔滨：黑龙江科学技术出版社，2020

［4］ 刘春浦，刘一平.家庭常用食补食疗妙方［M］.北京：书目文献出版社，1993

［5］ 老昌辉.美食：食疗与健康［M］.北京：中国中医药出版社

［6］ 于雅婷，孙平.中国地道食材速查图鉴［M］.南京：江苏凤凰科学技术出版社，2022

［7］ 华苓.产前产后护理百科［M］.成都：四川科学技术出版社，2022

［8］ 朱玲萍，胡明丽.益肾为本——治疗常见慢病良方集粹［M］.昆明：云南科技出版社，2022

［9］ 李竞.补肾益气养血法治疗产后脱发30例疗效观察［J］.浙江中医杂志，2016，51（8）：584

［10］ 周寅敏，许丽雯.产后脱发，应对有方［N］.上海中医药报.2018-04-06（10）

［11］ 石芳鑫.产后疾病食疗与药膳调养［M］.北京：中国医药科技出版社，2014

［12］ 张景岳.妇人规［M］.北京：中国医药科技出版社，2017

［13］ 武之望.济阴纲目［M］.北京：人民卫生出版社，2006

［14］ 王旭峰.漫说产后康复怎么吃［M］.长春：吉林科学技术出版社，2002

［15］ 刘志茹.坐月子产后身体修复指南［M］.南京：江苏凤凰科学技术出版社，2019

［16］ 傅山.傅青主女科［M］.北京：人民卫生出版社，2006

［17］ 昝殷.经效产宝［M］.北京：人民卫生出版社，2007

［18］ 孙思邈.备急千金要方校释［M］.北京：人民卫生出版社，2014

［19］ 孙思邈.千金翼方校释［M］.北京：人民卫生出版社，2014

［20］ 忽思慧.饮膳正要译注［M］.上海：上海古籍出版社，2017

［21］ 巢元方，等.诸病源候论［M］.北京：人民卫生出版社，2013

［22］ 孟诜.食疗本草［M］.上海：上海古籍出版社，2021

［23］ 马继兴.神农本草经辑注［M］.北京：人民卫生出版社，2013

［24］ 陈子明.妇人大全良方［M］.北京：人民卫生出版社，2006

［25］ 何任.金匮要略校注［M］.北京：人民卫生出版社，2013

［26］ 王琪.坐月子一天一页［M］.南京：江苏凤凰科学技术出版社，2014

［27］ 吴杰，吴昊天.孕产妇饮食调养食谱［M］.北京：金盾出版社，2012

［28］ 侯天印，于霞.产妇饮食调养［M］.北京：金盾出版社，2000

［29］ 侯天印.妇女产后病症偏方与食疗［M］.北京：金盾出版社，2009

［30］ 王丽君，彭超宝，王耀光.黄文政教授运用越鞠丸治疗肥胖经验浅析［J］.天津中医药大学学报，2019，38（2）：119-121

［31］ 柴可夫，马纲.中华蔬果养生治病一本全［M］.杭州：浙江科学技术出版社，2015

［32］ 张迎春.中医脐疗及穴位敷贴疗法［M］.武汉：湖北科学技术出版社，2020

［33］ 南京中医药大学.中药大辞典（上下册）［M］.2版.上海：上海科学技术出版社，2006